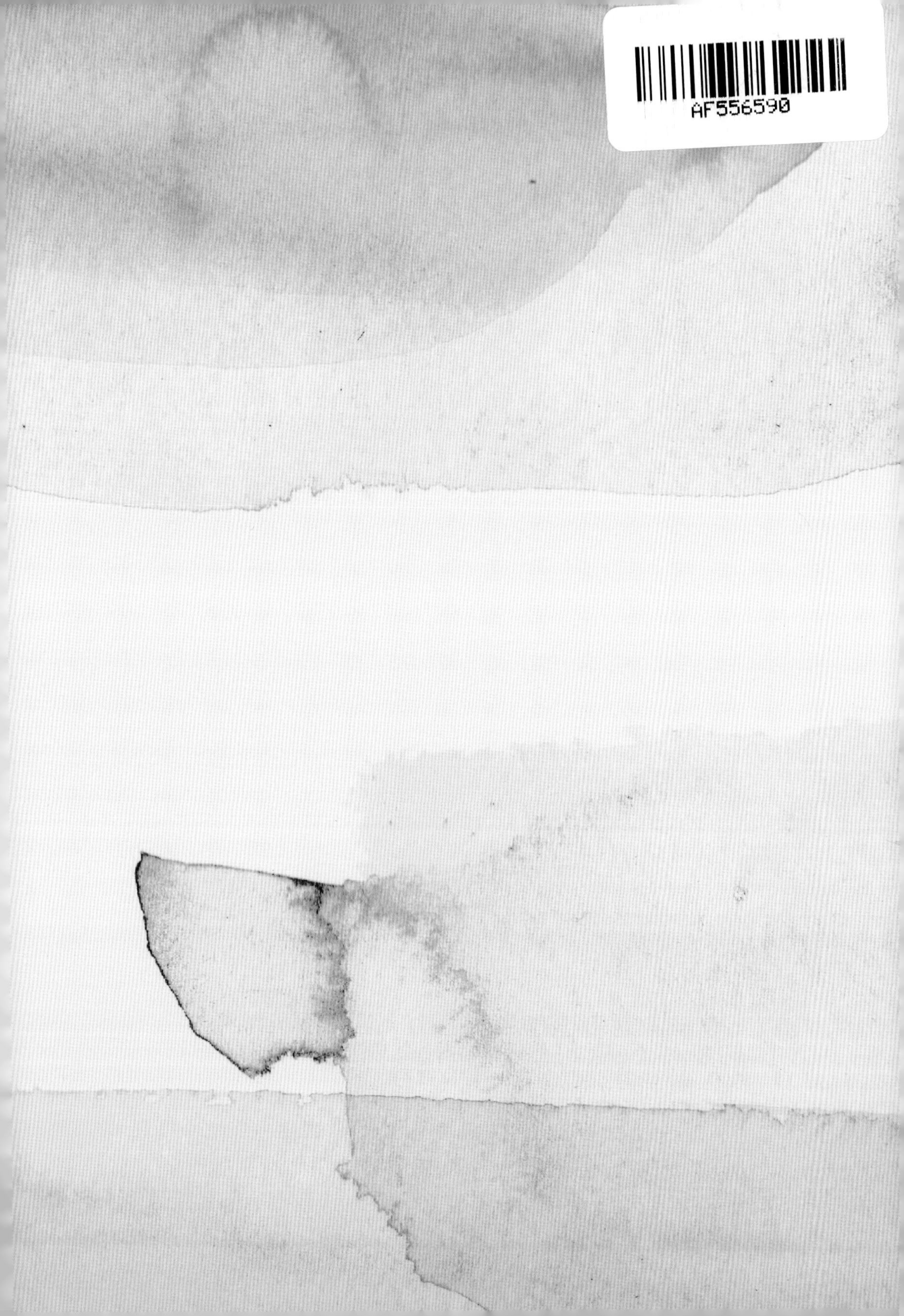

Marie-Theres Gallnbrunner, Isolde Schediwy,
Marion Bugelnig-Berger, Alexandra Reis (Hg.)

Kunsttherapie als Selbsterfahrung
Ein neuer Blick auf mich

Marie-Theres Gallnbrunner
Isolde Schediwy
Marion Bugelnig-Berger
Alexandra Reis (Hg.)

Kunsttherapie als Selbsterfahrung

Ein neuer Blick auf mich

2. Auflage

Mit Beiträgen von
Gabriela Hütter
Siegrid Jamnig
Karin Wetschanow

maudrich

Eine geschlechtergerechte Schreibweise wird in diesem Buch vorwiegend durch die Schreibung mit Doppelpunkt realisiert. Im Singular oder in Einzelfällen steht die weibliche Form, um zu signalisieren, dass die Branche weiblich geprägt ist. Sie steht dann stellvertretend für alle Geschlechter.

Bibliografische Information der Deutschen Nationalbibliothek
Die Deutsche Nationalbibliothek verzeichnet diese Publikation in der Deutschen Nationalbibliografie; detaillierte bibliografische Daten sind im Internet über http://dnb.d-nb.de abrufbar.

2. Auflage 2023

Lektorat: Sabine Schlüter und Katharina Schindl
Typografie und Layout: Florian Spielauer
Grafiken und Symbole: Florian Spielauer
Umschlaggestaltung: studiob.a.c.k. unter Verwendung eines Motivs von Marion Bugelnig-Berger

Bildnachweis:
S. 10, 12, 25, 28, 36, 42, 62, 63, 69, 81, 89, 163, 196: Marion Bugelnig-Berger
S. 104, 183: Marie-Theres Gallnbrunner
S. 99, 101, 158, 159, 161, 182: Siegrid Jamnig
Fotos Autorinnen: privat

Druck: finidr
Printed in the E. U.
ISBN 978-3-99002-157-6
E-ISBN 978-3-99111-720-9

Vorwort

Herzlich willkommen!

Wir freuen uns, wenn Ihr Interesse Sie zu diesem Buch hat greifen lassen und wenn Sie darin Passendes für Ihr Alltags-Inne-Halten finden.

Vielleicht haben Sie etwas gesucht, um Ihr Sich-selbst-Erfahren zu vertiefen, vielleicht sind Sie als Beraterin oder Therapeutin tätig und suchen Gedankenbrücken für Ihren beruflichen Alltag. Schön, wenn Inspirierendes zu finden ist.

Wir laden Sie ein, die von uns in diesem Buch beschriebenen Übungen je nach Gestimmtheit, momentaner Lebenssituation, „psychischer Stabilität" … allein oder gemeinsam mit vertrauten Menschen auszuprobieren. Jedes Aufgreifen und Handeln ermöglicht Erkunden, bringt Einblicke. Falls Sie derzeit in psychotherapeutischer Behandlung sind – reden Sie mit Ihrer Therapeutin, Ihrer Ärztin oder Begleiterin, ob und wie diese Übungen Sie stärken können.

ART and MOOR – ein Beginnen …
Einige Worte zu unserer Gruppe ART and MOOR

Jede von uns hat einen oder mehrere Herkunftsberuf/-e. Individuelle Weiterbildungswege und damit verbundene Theoriegrundlagen prägen unser kunsttherapeutisches Handeln.

Kennengelernt haben wir uns bei der gemeinsamen Ausbildung zur phronetischen® Kunsttherapeutin an der Wiener Schule für Kunsttherapie – übrigens die älteste kunsttherapeutische Weiterbildung in Österreich. Hier findet sich eine Heimat unseres kunsttherapeutischen Handelns. Phronetik® ist der geschützte Name für eine Methodik und die dazugehörige Theorie, die seit den 1980er-Jahren von Irmgard Maria Starke entwickelt wurde und laufend weiterentwickelt wird. Es handelt sich um eine ganzheitliche Methodik, die energetische, systemische und tiefenpsychologische Elemente verknüpft, um die Selbstheilungskräfte eines Menschen zu wecken, zu fördern und zu stärken. Kunsttherapie dieser Tradition bietet für die Begleitung des individuellen therapeutischen Prozesses eine auf tiefen Bezug ausgerichtete Grundhaltung. Die Haltung den Lebewesen und der Welt gegenüber bestimmt die Qualität jedweder Beziehung mit ihren Bedingungen und Möglichkeiten. Der Mensch wird als Körper-Geist-Seele-Einheit angesehen, deren Ebenen sich durchdringen. Unter Beachtung der Beziehung, die zwischen den einander begegnenden Menschen jeweils möglich ist, und unter Berücksichtigung der situativen Bezogenheit bietet sie Möglichkeiten zum Suchen, Finden und Festigen eigener Wege.

Austausch in achtsamer Begegnung

In dieser Zeit des eigenen und gemeinsamen Lernens haben wir uns schätzen gelernt.

Dem Erkennen der Kostbarkeit des Miteinander-Lernens und -Lehrens folgte bald der Schritt, entstandene Begegnungsräume und unsere persönliche und fachliche Verbundenheit in Form regelmäßiger Treffen zu pflegen. Diese Treffen gibt und gab es in unterschiedlicher Art – kreative Kurztreffen in Wien oder Graz, längere Wochenenden, zunächst in der Steiermark, dann am Holzöstersee im Ibner Moor ... hier liegt auch die Brücke zum Namen ARTandMOOR.

Unsere Zusammenarbeit ist seit vielen Jahren gekennzeichnet durch innigen und intensiven, manchmal auch kontroversen Austausch auf persönlicher und fachlicher Ebene, durch Erzählen, Erkunden, Fühlen, Forschen, Einander-Begleiten und durch Diskussionen eigener therapeutischer und künstlerischer Orientierungen.

In all diesen Begegnungen haben wir erlebt, wie hilfreich es ist, Bedeutungen mit „entgegenkommendem Verstehen“ ahnend wahrzunehmen, noch nicht Aussprechbares im jeweiligen Fluss des „Sich-Zeigens“ mit allen Sinnen zu erfassen, es suchend zu verstehen und zu benennen.

Die Tage dieser Treffen sind Miteinander-Sein. Sie bieten Raum zum Innehalten, zum Aufgreifen zurückgestellter Fragen und Themen, zum Gestalten. Reflexionen des jeweiligen kunsttherapeutischen Tuns und dessen, was damit verbunden ist, das Einbringen eigener, persönlicher Lebensthemen und wechselseitige Hilfestellungen haben ebenso Platz wie „leibliches Spüren", Voneinander-Lernen und Einander-Lehren. Immer wieder entfaltet sich vielgestaltiges Begegnen mit „mir" zwischen „uns".

Ein gemeinsames Suchen mit allen Sinnen im „Innen und Außen" –
Im Zwischen,
Ein Bergen und Entbergen von Sicht- und Unsichtbarem,
Ein Schließen von Lücken,
Ein Überwinden von Sprachlosigkeit,
Ein Schaffen von Nähe oder Distanz
Führt vom Einzelerleben zum geteilten Erleben,
Bietet Beistand,
Ermöglicht Raum für Diskurs – Konsens, Dissens …
Schafft Sinn, Sinnzusammenhänge und Bedeutungsreichtum.

Ergebnisse dieser Prozesse teilen wir selbstverständlich auch mit Klient:innen, Kolleg:innen, Freund:innen, Patient:innen in unseren jeweiligen Lebens- und Arbeitsfeldern – in diesem Buch auch manches mit Ihnen. Vielleicht können wir Sie ermutigen – falls Sie die in diesem Buch vorgestellten Übungen aufgreifen –, Ihre Erlebensräume, die sich dadurch auftun, ebenfalls mit vertrauten Menschen zu teilen. Oft erschließt das Sich-Zeigen auch anderes im Austausch, vertieft sich Wandel im Teilen.

Im Bezogen-Sein finden wir Resonanz und Verbundenheit, erleben wir Freude, teilen Trauer, finden Trost … manchmal braucht es auch Zeugenschaft, um zum Beispiel bisher Unaussprechliches aussprechen zu können und im Aussprechen und Bezeugen Heilsames zu erleben.

Inhalt

Teil IV – Atmen – Kunst – ein Sprechen und Hören 84

Teil V – Magie, unartig sein, Chaos 114

Teil VI – Identität zeigt sich im Ich – und Du – im Wir 122

Teil VII – Innenwelten, Außenwelten, Gefühlswelten 144

Teil VIII – Tiefer tauchen, Schätze bergen zwischen Schreiben und Gestalten 166

Anhang 195

Literatur – einige Anregungen 206

Die Herausgeberinnen und Autorinnen 211

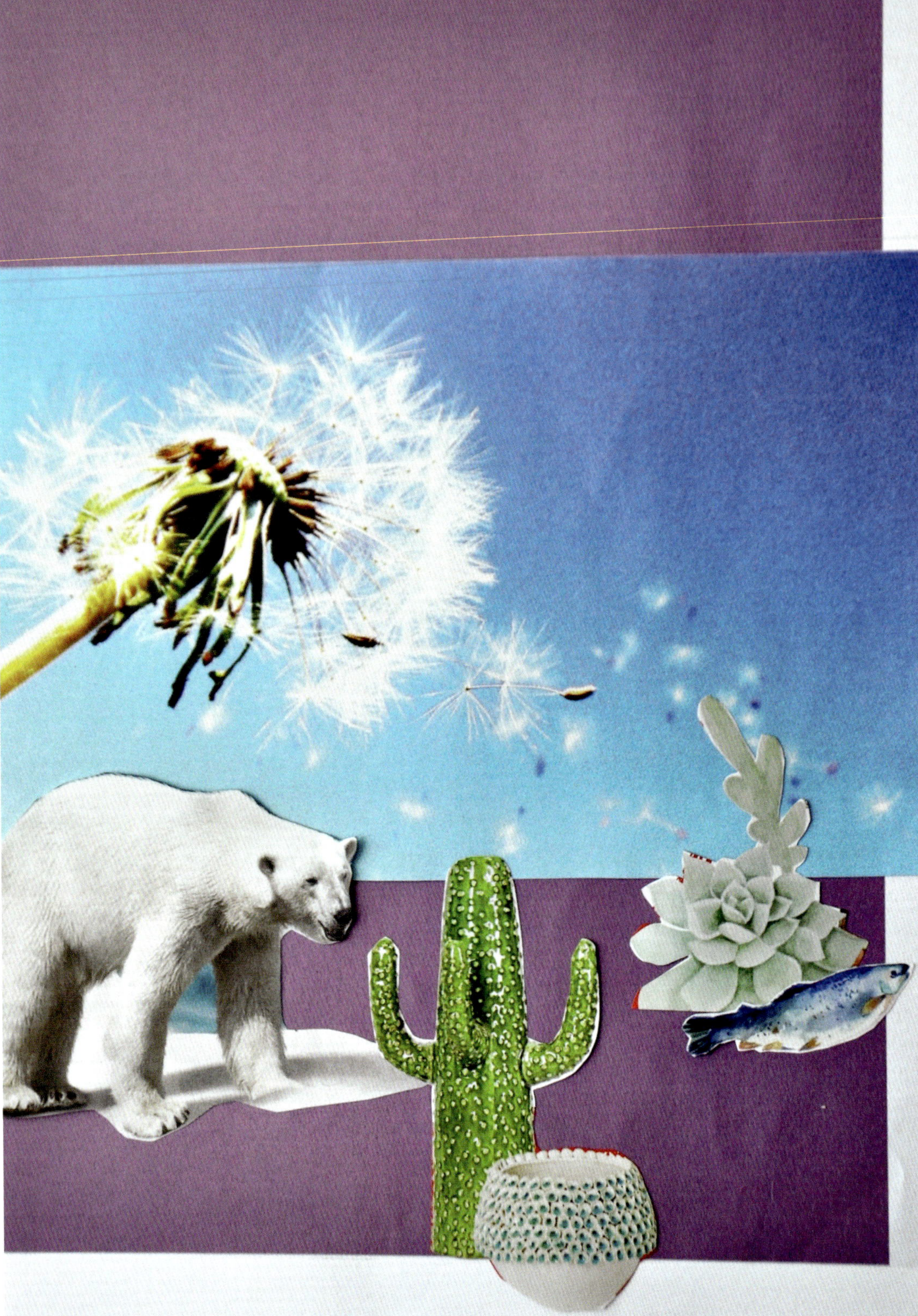

Einleitung

Es kann sein, dass Sie die eine oder andere hier vorgestellte Übung bereits in ähnlicher Form kennengelernt haben – wir erleben im Austausch oft Gleichzeitigkeit von Überlegungen und finden diese auch beim Lesen von Literatur.

Als Kunsttherapeutinnen begleiten wir Menschen bei ihren jeweiligen Prozessen der Selbstgestaltung in unterschiedlichen Settings persönlich. Die Entscheidung, dieses Buch zu schreiben, führte zu vielen Überlegungen, welche Übungen auf welche Weise geeignet sein könnten, Sie – auch ohne kunsttherapeutische Begleitung und die damit verbundene Beziehung – zum Innehalten und zum Erkunden anzuregen. Ausgewählt haben wir letztlich Übungen, von denen wir annehmen, dass sie unterstützend, stärkend, ermutigend auf Ihren Wegen zu Einsicht und Entfaltung sein können. Freuen würden wir uns, wenn Sie durch Prozesse des Gestaltens unterschiedliche Handlungsmöglichkeiten in Ihrem jeweiligen Alltag wieder oder auch neu entdecken.

Diese Übungen wurden, so gut es uns möglich war, „übersetzt", damit Sie sie selbst, allein oder gemeinsam mit Ihnen vertrauten Menschen, ausprobieren können. Zögern Sie bitte nicht, auch gemeinsame Wege einzuschlagen – gemeinsam lässt sich manche Wegstrecke leichter gehen und Beistand und Ideen wachsen oft aus dem Kontakt heraus. Klar brauchen Sie Rückzugsräume, das Alleinsein, um manches zu erfassen. Irgendwann gibt es jedoch fast immer einen Zeitpunkt, an dem wir uns mit-teilen wollen, einen Zeitpunkt des Redens, Bezeugens, Sich-Vergewisserns, Sich-Freuens, Feierns … Manchmal trifft man auch auf Fragen oder Themen, die einen stark bewegen – dann ist es gut, Menschen zu kontaktieren, die begleiten – vielleicht ist es dann auch gut, eine Wegstrecke gemeinsam mit einer Kunsttherapeutin zu gehen.

Auf den nächsten Seiten finden Sie ganz Unterschiedliches. Sie können die folgenden Seiten auch als Lexikon nützen … einfach nachschlagen, wenn Sie zu den jeweiligen Übungen zusätzliche Informationen brauchen, oder hineinlesen, wenn die eine oder andere Überschrift Ihr Interesse weckt.

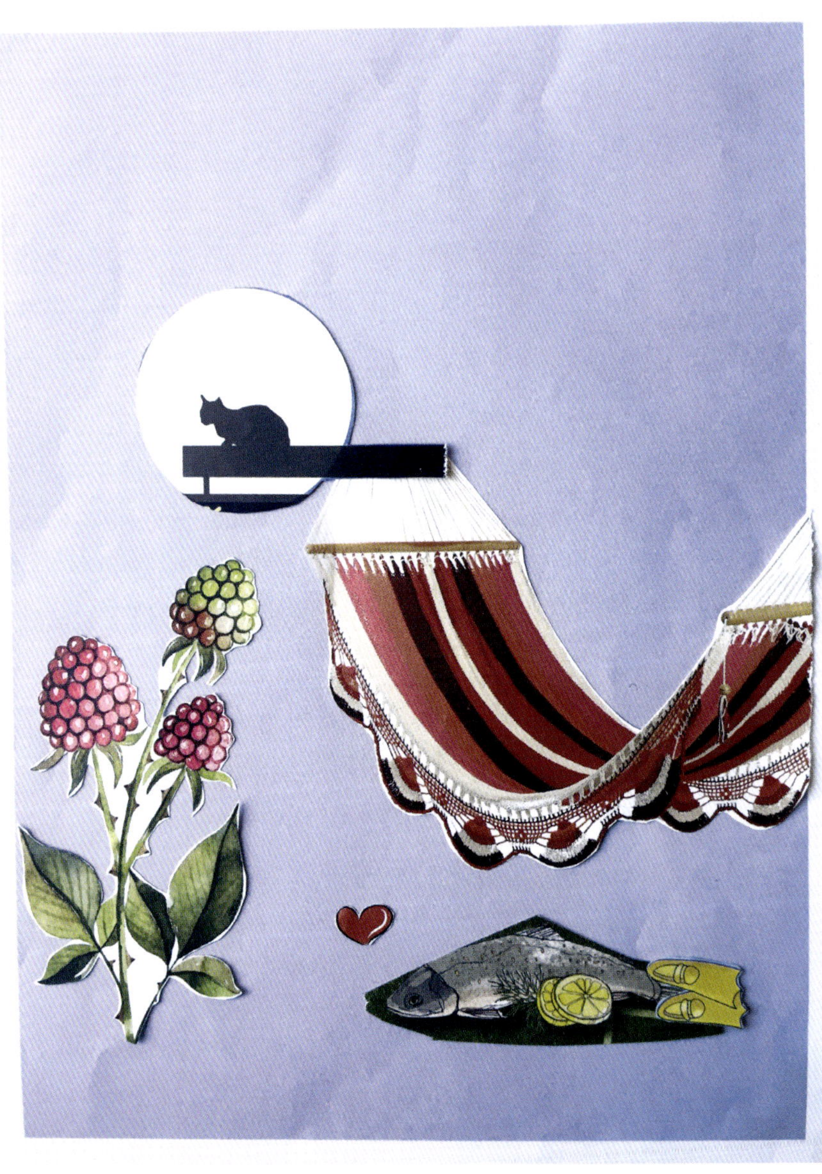

Eigene Wege gehen ohne professionelle Begleitung

Wichtig ist aus unserer Sicht, dass Sie sich einen geschützten Raum schaffen, wenn Sie mit sich und dem Buch arbeiten. Doch was ist ein geschützter Raum? Wie kann er aussehen?

Achten Sie je nach Übungsanleitung auf Einstimmung, auf „Störungsfreiheit". Achtsamkeit und Störungsfreiheit sind nicht an feste Zeiträume gebunden. Es geht um „Wachsein im Augenblick". Dieses Wachsein kann, je nach Übung und Ihrer Gestimmtheit, ein paar Augenblicke oder zum Beispiel eine Stunde dauern. Zu Beginn jeder Übung finden Sie dazu einen zeitlichen Orientierungshinweis.

So empfehlen wir bei den meisten Übungen, sich Zeit zum Einstimmen und zum Nachklingenlassen zu nehmen oder darauf zu achten, dass Sie allein und ungestört sind, dass Sie Ihr Handy, das Radio, den Fernseher ... in dieser Zeit ausgeschaltet lassen (außer eine Übung fordert, etwas zu er-hören und mit diesem Erlauschten etwas zu machen).

Gestalten Sie sich Ihren Arbeitsplatz so einladend wie möglich. Platzieren Sie die Materialien, die Sie für die jeweilige Übung brauchen, griffbereit vor sich (außer das Finden der Materialien ist Teil der Übung). Seien Sie es sich wert, sich Ihren Platz – und damit meinen wir den Ausgangsort Ihres kreativen Handelns, Ihrer vielleicht intensiven Selbstbegegnung – so einladend zu gestalten, dass Sie sich wohlfühlen. Ist Ihnen das Licht angenehm? Gibt es einen bestimmten Duft, der die Atmosphäre bereitet, die dieser wertvollen Arbeit entspricht?

Es kann sein, dass für Sie das in manchen Übungen vorgeschlagene tägliche Innehalten nicht machbar ist. In diesem Fall suchen Sie sich bitte einen Rhythmus, den Sie kontinuierlich einhalten können.

Einstimmen

Achten Sie auf Ihr Gestimmt-Sein. Sind Sie gerade müde, angeregt, heiter, aufgewühlt?

Bei vielen Übungen ist es wohltuend und sinnvoll, bevor Sie beginnen, erst einmal ein paar Minuten lang den Atem zu beobachten, wie er ein- und ausströmt, wie er – etwas kühler – in das Nasenloch einströmt (welches ist gerade Ihr „aktives Nasenloch"?) und etwas wärmer durch das Nasenloch wieder ausgeatmet wird. Vielleicht spüren Sie einen leichten Luftzug unterhalb der Nase, vielleicht Feuchtigkeit oder einen zarten Schweißfilm auf der Oberlippe. Versuchen Sie, ein paar Minuten lang einfach nur Ihren Atemfluss zu beobachten, und wann immer Sie merken, Ihre Gedanken haben sich wegbewegt, lenken Sie sie sanft zurück zu Ihrer Atmung. Lassen Sie sich von Ihrem Atem tragen.

Hemmungen und Freiwerden

Sehr oft taucht nun die Befürchtung auf: „Ich kann nicht malen!", „Ich kann nicht zeichnen!" Manchmal ist sie auf schlechte Erfahrungen im Kunstunterricht in der Schule zurückzuführen oder ganz generell auf das Leben in einer Gesellschaft, der das Bewerten sehr wichtig ist, in der es einem schon einmal passieren kann, dass man die Unvoreingenommenheit, die „Naivität" verliert. Naivität ist etwas Großartiges. Nie würde etwas Neues begonnen werden ohne einen kräftigen Schuss Naivität. Also: Gönnen Sie sich etwas Naivität, wenn Sie mit diesem Buch beginnen. Neugierde und Mut haben Sie schon, sonst wäre dieses Buch wohl nicht bei Ihnen gelandet oder Sie bei ihm.

Wenn Sie einen Stift in der Hand halten und diese Hand bewegen können – dann können Sie zeichnen. (Manche können auch ganz wunderbar mit dem Fuß zeichnen.)

Wenn Sie allzu sehr geplagt sind von der Angst, etwas falsch zu machen, oder aber auch von dem Druck, alles richtig machen zu wollen, empfehlen wir Ihnen, sich erst einmal freizukritzeln, freizumalen. Ein großes Blatt Papier (und wenn es dazu noch beispielsweise ein schönes, teures, handgeschöpftes Aquarellpapier wäre) kann hier erst einmal einschüchternd wirken. Hier empfehlen wir, auf kleinen Blättern nicht allzu teuren Papiers zu beginnen. Dazu eignen sich wunderbar Techniken, die Schnelligkeit verlangen, Farben, die Unmittelbarkeit erlauben, die zu Großzügigkeit im Strich einladen.

Oft werden Sie in diesem Buch angeregt, nachzuspüren, langsam und achtsam mit sich umzugehen und ein Sich-selbst-Spüren, eine Selbstzärtlichkeit durch Langsamkeit zu ermöglichen. Manchmal aber ist das Gegenteil gefragt, wenn es nämlich darum geht, ins Fließen zu kommen, wenn es darum geht, schneller zu sein als hemmende Gedanken: Malen Sie, kritzeln Sie erst mehrere Blätter voll, bis Sie das Gefühl haben, etwas löst sich, etwas kommt in Fluss. Gut geeignet, um ins Fließen zu kommen, sind „Nass-in-nass-Techniken", indem Sie erst das Blatt Papier mit Wasser befeuchten, in welchem die Farben dann zerrinnen können. Und wie wertvoll kann sein, was einem zu-fällt – es kann genau das Richtige sein, das Lösende.

Eine andere Möglichkeit, wie man die manchmal zähe Gewohnheit des Bewertens umgehen kann, ist, mit geschlossenen Augen zu malen. Auch dazu werden Sie einige Anregungen im Buch finden. Gern können Sie auch alle Methoden zum Freiwerden kombinieren: also schnell mit geschlossenen Augen auf vielen kleinen Blättern Papier drauflosmalen.

Und wenn Sie schon gelangweilt sind davon, wie gut Sie zeichnen können, und das alles schon kennen, dann versuchen Sie einmal, mit der anderen Hand zu zeichnen!

Ähnliches gilt für das Schreiben: Sie werden viele Übungen in diesem Buch finden, die Sie einladen, ein Thema schreibend zu ergründen, das Schreiben therapeutisch – also heilsam – zu erfahren. Was ist das Therapeutische am Schreiben? Beziehungsweise: Wie wird Schreiben therapeutisch? Indem Sie ins Fließen kommen. Indem Ihre Hand mit einem Stift Ihrer Wahl, sei es Füllfeder, Gelschreiber, Tintenschreiber, Kugelschreiber, Bleistift …, über Papier fließt, können Ihre Gedanken ins Fließen kommen. Anfangs geht es wirklich einfach nur darum, in Fluss zu kommen. „Verschrecken" Sie Ihren Ausdruck nicht, indem Sie Entstehendes sofort bewerten. Egal was Ihnen einfällt, schreiben Sie es auf, auch wenn es Ihnen unsinnig erscheint oder kindisch oder gar: kitschig! Hilfe! Nein, das ist gut, das ist schön, es beginnt zu sprudeln und Sie werden merken, wie Sie, wenn Sie diesen freien Fluss der Gedanken, Worte und Assoziationen zulassen, an Orte geführt werden, die Ihnen neu sind, zu Gedanken und Verbindungen, die Sie überraschen.

Bewerten und Betrachten

Werten ist den meisten von uns vertraut. Manches mag ja bewertet werden, will und braucht das Bewerten, zum Beispiel um uns entscheiden zu können – anderes will einfach betrachtet, gefühlt, bestaunt werden … es verkümmert, stagniert, unterbricht durch Bewertung. Bitte gehen Sie achtsam mit Ihren Gestaltungen um. Das Betrachten braucht zunächst ein möglichst „freies, vorurteilloses Staunen", was da so entstanden ist. Werten „stört" Betrachten. Begegnen Sie Ihren Gestaltungen, so Sie können, achtsam und freundlich. Gestaltungen schenken Ihnen Einblick in noch zu Entdeckendes. Es entstehen Fühl-, Denk- und Handlungsräume. Wenn Sie diese Räume in Form eines Tagebuchs fassen wollen, so ist dies eine Möglichkeit. Eine andere wäre es, diese Räume mit Ihnen vertrauten, wohlwollenden Menschen zu teilen, mit Freund:innen. Manchmal, zum Beispiel wenn etwas Sie ängstigt oder verwirrt, ist es auch sinnvoll, sich an Therapeut:innen oder Ärzt:innen Ihres Vertrauens zu wenden. Diese stehen Ihnen beim „Übersetzen" sichtbar gewordener Inhalte bei. In Beziehung und Bezogenheit wächst im gemeinsamen Dialog Verstehen. Erzählen und Austausch ermöglichen gemeinsame Reflexion und Einsicht. Erleben, Wahrnehmung und Beobachtungen werden miteinander geteilt. Dieses gemeinsame Suchen und Bergen kann tief berühren, kann gelebte Szenen, damit verbundene Gefühle und Emotionen „in die Gegenwart holen". Erkennen, Staunen, Verstehen, Integrieren und Neuausrichten sind „Ergebnis" dieser Prozesse.

Austausch

Wie gehe ich mit Arbeiten um, die ich gemalt/gezeichnet habe? Wem zeige ich diese Arbeiten? Ist es gut, die Ergebnisse herzuzeigen? Vielleicht schreiben oder schrieben Sie früher ein Tagebuch? Falls ja, kann Ihnen diese Erfahrung einen Impuls im Umgang mit Ihren Arbeiten geben. Wer bekommt, bekam Einblick in Ihre formulierten Gedanken?

Austausch braucht achtsames „Hin-Fühlen", wem ich mich anvertrauen will. Folgen Sie Ihrer „Herzensstimme" bei der Auswahl jener Menschen, mit denen Sie Ihre Arbeiten teilen wollen. Ihre Arbeiten geben Einblicke in Ihre Auseinandersetzungen mit persönlichen Themen und verdeutlichen Ihr Ahnen und Ihr Erleben. Manches von dem, was sich Ihnen in Gestaltungen und den damit verbundenen Prozessen erschließt, ist für Sie bestimmt – manches werden Sie gerne teilen wollen. Wenn Sie sich Zeit nehmen und sich achtsam mit der Frage beschäftigen, ob Sie den gemeinsamen Austausch von Gedanken und Gefühlen wollen oder brauchen und mit wem – dann finden Sie sicher stimmige Antworten. Wesentlich ist, dass es bei diesem Sich-Mitteilen um Zuhören, Einfühlen, um den Austausch von Gedanken und Gefühlen geht und keinesfalls um wertende Reaktionen wie: „Das ist schlecht!", „Das ist gut! Das ist gut gemalt!", „Das ist nicht herzeigbar!" Es ist das „Sehen" des anderen, das sich wertschätzend oder manchmal auch entwertend offenbart.

Sollten solche Urteile von Menschen gefällt werden, denen Sie Einblick gaben, dann grenzen Sie sich bitte klar und deutlich ab. Diese Menschen verstehen das Wesentliche des gemeinsamen Nachdenkens, Fühlens und Austauschens nicht. Nehmen Sie sich nach dieser notwendigen Abgrenzung ausreichend Zeit, vergegenwärtigen Sie sich, was Ihr erstes Empfinden beim Betrachten Ihres Werkes war, und geben Sie diesen Empfindungen wertschätzend Raum. Was auch immer Sie geschaffen haben – es ist ein kostbarer Ausdruck Ihrer selbst.

Gestalten

Schreiben, malen, formen …

Ich habe mich
in mich verwandelt
von Augenblick zu Augenblick
in Stücke zersplittert
auf dem Wortweg
Mutter Sprache
setzt mich zusammen
Menschmosaik

Rose Ausländer

Sie werden viele Übungen in diesem Buch finden, die Sie einladen, die therapeutische Kraft des Gestaltens zu erleben. Exemplarisch an dieser Stelle etwas ausführlichere Worte zum Schreiben als Ausdrucksform.

Die Kraft des Schreibens

Möglicherweise haben Sie schon die Erfahrung gemacht (oder wir schaffen es, diese durch Übungen in diesem Buch erlebbar zu machen): Es tut gut, Dinge aufzuschreiben. Es tut gut, sich schreibend zu erinnern. Es tut gut, schreibend Wertvolles festzuhalten und dabei Gefühlen von Dankbarkeit, Traurigkeit, Freude oder … Raum zu geben.

Es tut gut, die Worte wirr aufs Papier „rinnen" zu lassen und die Erfahrung zu machen, dass plötzlich so etwas wie Ordnung da ist. Schreiben klärt die Gedanken und führt sie an neue Orte. Es tut gut, über Belastendes zu schreiben und auf diese Weise Ängste zu bannen. Beim Schreiben wird das Erlebte zur Geschichte und rückt ein kleines Stück weg von einem selbst. Es tut gut, zu schreiben und zu spüren, dass man es kann. Es tut gut, sich auf den Stift, der über das Papier fliegt, zu konzentrieren und die Welt rundherum zu vergessen.

Es tut gut, sich aus-zu-drücken. Es tut gut, sich anderen mitzuteilen. Es tut gut, Selbstgeschriebenes sich selbst vorzulesen und dabei die eigene Gestimmtheit in der Stimme zu entdecken. Vielleicht als ungeahnte Zärtlichkeit, als Freude, als schmelzende Traurigkeit, als knirschenden Ärger, als …

Es tut gut, Selbstgeschriebenes anderen vorzulesen und deren Bewegtheit zu bemerken.

Bereichernd ist es, die Techniken des Schreibens und des Malens zu verbinden: Vieles können oder wollen wir nicht mit Worten beschreiben. Uns fehlen die Worte oder wir wollen gar nicht so genau kommunizieren, was uns bewegt. Das Bild, die Farben, der Strich lassen uns Emotionen, Standpunkte, Prozesse oftmals unmittelbar ausdrücken. Das Hin- und Herwechseln zwischen bildnerischem und sprachlichem Ausdruck kann dabei helfen, ein Thema zu vertiefen: Das gibt uns die Möglichkeit des direkten Ausdrucks – das Wort hilft uns, das Ausgedrückte zu „benennen", es anderen und damit auch uns selbst mitzuteilen und damit handhabbarer zu machen. Das konkrete Wort kann mich wiederum zu einem neuen bildnerischen Ausdruck inspirieren. Ähnliches ist bei jeder Art des Gestaltens erlebbar.

Material

Material ermöglicht Handlung, Ausdruck, Prozess, Wahrnehmung, Erkennen, Erkundung. In der Kunsttherapie spielt Material für die Gestaltung des Werkes eine wesentliche Rolle. Gearbeitet wird mit einem „weiten Materialbegriff". Darunter versteht man alles, was innere Bilder, (noch) Unaussprechbares, Undenkbares … als Gestaltung/Werk fühlbar, ausdrückbar und wahrnehmbar macht. Das bedeutet, wir können unseren Leib ebenso als Gestaltung erfahren wie aus unterschiedlichen Materialien gefertigte Skulpturen, geschriebene Texte, Fotografien, Filme, gemalte, geschüttete, gespritzte oder skizzierte Bilder, Collagen, Installationen …

> *Enter your body through your hand.*
>
> Anna Halprin

Materialien und damit verbundene Techniken

Unterschiedliche Materialien öffnen vielgestaltige Erlebensräume, laden ein zu einem spielerischen, experimentellen Tun; sie ermöglichen es, Spuren zu hinterlassen. Jedes Material bietet vielfältige Möglichkeiten des Ausprobierens, Veränderns, ermöglicht es, zu korrigieren, zu be-greifen und neu zu begreifen.

Sie finden zu Beginn jeder Übung einen Hinweis auf Materialien. Wir empfehlen Ihnen jeweils Materialien, die sich aus unserer Sicht am ehesten dazu eignen, sich einem speziellen Thema zu nähern und in diesem Prozess der Annäherung an ein Thema, das für Sie wesentlich ist, passende Ausdrucksmöglichkeiten zu finden.

Vielleicht erinnern Sie manche Materialien an Ihre Kindheit, beleben damit verbundene Erinnerungen. Schenken Sie diesen Erinnerungen die nötige Aufmerksamkeit. Anschließend kehren Sie bitte mit Ihrer Aufmerksamkeit wieder in gegenwärtiges Gestaltenwollen zurück. Achten Sie darauf, wie Sie jetzt diesen Materialien begegnen und was diese Ihnen heute ermöglichen können. Nützen Sie jedes Erleben, um sich auch auf neue Sinneseindrücke einzulassen.

Im Folgenden nun ein kurzer Überblick über die im Buch vorgeschlagenen Materialien. Die Erklärungen zu Materialien und Techniken möchten Anhaltspunkte sein, Empfehlungen, die Sie nach Ihrem Geschmack verändern können. Generell gilt: Wenn Sie ein bestimmtes Material oder Medium gerade nicht zur Verfügung haben, aber diese bestimmte Übung machen wollen, dann ist es wunderbar, wenn Sie improvisieren und experimentieren mit dem, was Ihnen gerade jetzt zur Verfügung steht.

Borstenpinsel: Es ist gut, wenn Sie zwei bis drei unterschiedlich breite Borstenpinsel zur Verfügung haben. Mit einem breiten Borstenpinsel lassen sich gut größere Flächen malen.

Haarpinsel: Mit einem feinen Haarpinsel lassen sich dünne Linien zeichnen. Wenn Sie gerne sehr genau und fein arbeiten, sollten Sie sich Pinsel von guter Qualität kaufen, da sie sich zu einer präzisen Spitze drehen lassen und nicht so schnell Haare verlieren.

Acrylfarben: Hier ist beides möglich: eine deckende Malweise – die eine einheitliche Farbschicht zeigt – und ein stark verdünnter, lasierender Farbauftrag, der die darunter liegenden Schichten durchscheinen lässt. Die Farbe wird mit Wasser verdünnt, der Pinsel wird mit Wasser ausgewaschen.

Acrylfarben können auch mit anderen grafischen Materialien kombiniert werden, beispielsweise mit Kohle oder Graphit. Die Farben trocknen rasch zu einem wasserfesten Film, das fordert zu schnellem Arbeiten auf. Acrylfarben haben etwas Kräftiges, Lustvolles – schnell kann viel ausgedrückt werden; ähnlich wie auch Aquarellfarben ermöglichen sie ein Ins-Fließen-Kommen.

Aquarellfarben: Diese Farben haben eine hohe Farbqualität. Hier kann nass in nass gearbeitet werden: Das Papier wird angefeuchtet, darauf wird mit wässrigen Farben gemalt. Durch das Fließen der Farben kann das Ergebnis nicht so genau gesteuert werden – der Zufall malt mit! Aquarellpapier und Aquarellfarben sind in der Anschaffung eher teuer, lassen sich aber gut auf Reisen mitnehmen, weil sie klein sind.

Wasserfarben sind nicht allzu farbintensiv und können je nach Wassereinsatz von wässrig bis deckend aufgetragen werden. Sie sind eine günstige Alternative zu Aquarellfarben. Wasserfarben lassen sich gut mit anderen Techniken kombinieren. Sowohl mit Aquarell- als auch mit Wasserfarben sind besonders subtile Farbdifferenzierungen möglich.

Pastellkreiden: Mit diesen Kreiden können Sie klare, feste Linien ziehen, aber auch malerisch arbeiten, indem Sie gezeichnete Kreidestriche verwischen. Die fertige Arbeit kann, wenn es Ihnen wichtig erscheint, mit Haarspray oder Haftspray besprüht werden, um so die Farben zu fixieren.

Ölkreiden: Möchte man Widerstand spüren, mit Kraft und Entschlossenheit arbeiten, sind diese Kreiden die richtige Wahl. Wir empfehlen Ihnen, für diese Maltechnik starkes Papier zu verwenden, eines, das einem spontanen und eventuell wilderen Ausdruck standhalten kann.

Farbstifte bieten die Möglichkeit, aus einer großen Farbpalette zu wählen – ein Buffet an Möglichkeiten.

Wasservermalbare Buntstifte sind ein Zwischending zwischen Buntstift und Aquarellfarbe. Hier ist beides möglich: klare Linien zeichnen und – durch Hinzunahme von Pinsel und Wasser – malen.

Bleistift: Das Tolle am Bleistift ist: Jede:r hat einen. Er ist meist da, steht im Alltag oft sofort zur Verfügung. Bleistifte gibt es in unterschiedlichen Stärken: 6B- oder 8B-Bleistifte sind weich, tiefschwarz und lassen sich gut verreiben. 2B ist härter, damit lassen sich exakte Konstruktionen zeichnen.

Kohle oder Graphitblock: Mit beiden ist kontrastreiches Arbeiten möglich: Es können Linien gezogen werden, es kann schraffiert werden, mit den Fingern oder mit einem Tuch (bei Kohle) können die Linien zu einer Fläche verrieben werden, sodass viele unterschiedliche Grauwerte entstehen. Kohle oder Graphitblock eignen sich sehr befriedigend dazu, Schwarz-Weiß-Aussagen zu machen und diese zu überprüfen und gegebenenfalls zu verändern.

Papier soll zum Malen einladen, deshalb suchen Sie es bitte sorgfältig aus. Die Vorliebe für die Papiergröße ist von Person zu Person unterschiedlich, trotzdem raten wir zu größeren Formaten, weil dadurch ein Mehr an Ausdruck möglich wird: A3- (297 × 420 mm) oder A2-Format (420 × 594 mm). Wenn Sie sich über große Formate „drübertrauen", wählen Sie A1 (594 × 841 mm) oder A0 (841 × 1189 mm).

Für das Malen mit flüssigen Farben empfehlen wir eine Papierstärke von 180–200 g/m^2.

Aquarellpapier wiegt ca. 300 g/m^2 und ist sehr saugfähig: Hier kann mit viel Wasser gearbeitet werden, ohne dass sich das Papier zu wellen beginnt. Es gibt Papiere mit rauen oder matten Oberflächen. Aquarellpapier ist teuer; neben der Frage der Leistbarkeit kann das vielleicht Stress auslösen, das Papier nicht verschwenden zu wollen. Wenn solch ein Gedanke auftritt, dürfen wir Sie auf die im Kapitel „Hemmungen und Freiwerden" genannten Tipps verweisen.

Zeichenpapier hat eine Stärke von ca. 170 g/m^2. Für Zeichnungen, Collagen, Drucke eignet sich auch Kopierpapier oder Packpapier.

Beim **zweidimensionalen Gestalten** wird in der Fläche gearbeitet. Das Papier, die Leinwand, der Untergrund ist die Projektionsfläche, auf der sich Wünsche, Fantasien, Gefühle und Gedanken abbilden können. Die Wechselbeziehung zwischen dem Bild und Ihnen als Gestalter:in ist eine von inneren Regungen geprägte, die sich unmittelbar auf das Bild überträgt.

Collagetechnik eignet sich sehr gut als „Einstiegsübung": Sie brauchen dafür Zeitschriften, Zeitungen, Prospekte, Schere und Kleber. Sie können auch eigene Fotos, Bilder oder Schriftstücke verwenden. Ein mindestens 200 g starkes Papier dient als Grundlage. Beginnen Sie damit, zuerst Seiten herauszureißen und anschließend Details auszuwählen und auszuschneiden oder auszureißen. Sortieren Sie Ihre Bilder. Verschaffen Sie sich Überblick, versuchen Sie eine neue Struktur zu erkennen und probieren Sie Zusammensetzungen aus. Wenn Sie dann Teil für Teil auf das Papier kleben und so eine neue Ordnung schaffen, geht es um Entscheidungen: Die Bilder und Textteile werden in einen anderen Kontext gestellt, umgedeutet und neu aufgeladen. Die so entstandenen Text-

und/oder Bildcollagen können noch weiter verarbeitet werden. Das kann durch Malerei/Grafik oder Druckgrafik geschehen. Auch mit Scanner und dem Bildbearbeitungsprogramm Ihrer Wahl oder ganz wunderbar oldschool mit Kopierer kann hier weitererzählt werden.

Auch Anregungen zum **dreidimensionalen Arbeiten** werden Sie in diesem Buch finden: Dreidimensionales Arbeiten ermöglicht ein Fühlen, ein Anfassen der Form und das Betrachten von allen Seiten.

Ton: Für die Arbeit mit Ton empfehlen wir unschamottierten Ton, der im Fachhandel in 10-kg-Packungen angeboten wird. Dieser Ton ist weich und lässt sich gut verarbeiten.

Nehmen Sie ca. 2–3 kg Ton und formen Sie ihn zu einer Kugel, sodass diese gut in Ihren Händen gehalten werden kann. Haben Sie mit Ihren Händen etwas geformt, können Sie auch Wasser verwenden, damit der Ton schön feucht und geschmeidig oder – mit mehr Wasser – auch glitschig wird. Wenn Sie die fertige Tonskulptur trocknen lassen, härtet sie aus; dann ist kein Weiterarbeiten mehr möglich.

Ist die Tonpackung einmal offen, soll der Ton mit Plastikfolie so luftdicht wie möglich verpackt werden. Wenn er in einem luftdichten Eimer verschlossen ist, kann er über längere Zeit verwendet werden.

Modellierwachs wird in den Handflächen weich und lässt sich kneten. Es eignet sich vor allem für Arbeiten über einen längeren Zeitraum, weil immer wieder weitergearbeitet werden kann, ohne dass sich das Material verändert.

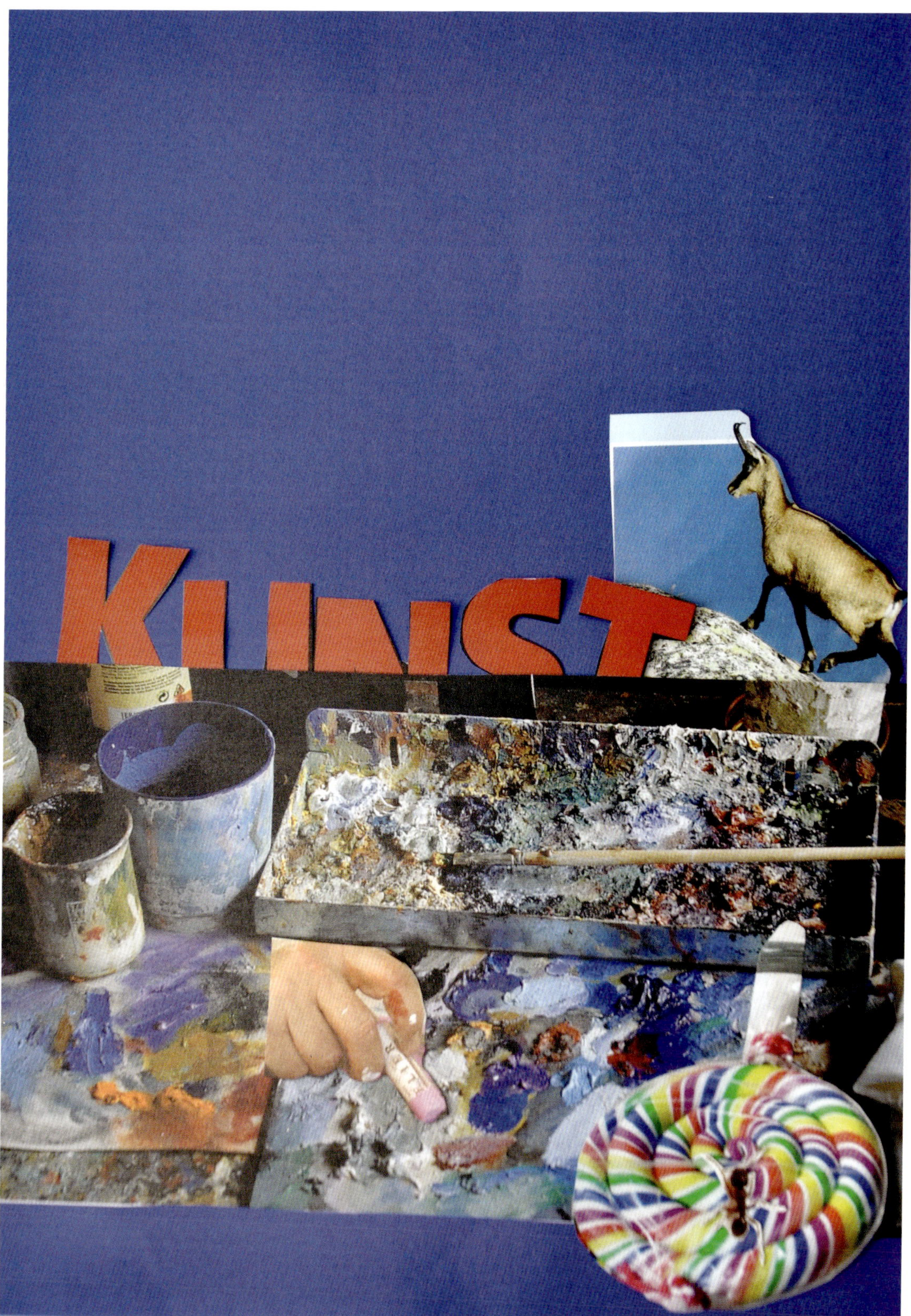
KUNST

Körperlichkeit – Leiblichkeit

Der Körper
Ist der Übersetzer der Seele
Ins Sichtbare

Christian Morgenstern

Mit und durch unseren Körper und unsere Sinne erleben wir Beziehungen, ein Umfeld und erfahren/begreifen die Welt auf unsere ganz eigene Art und Weise.

Der Leib als Orientierungspunkt für die Umweltwahrnehmung, als Mittelpunkt subjektiven Erlebens, als Bezugsfeld des Befindens, als Ausdrucksorgan und als Artikulationsstelle zwischen Selbst und Umwelt.

Elmar Brähler

Alles Erlebte und Wahrgenommene ist in unserem Körpergedächtnis und im Unbewussten gespeichert. Das, woran wir uns bewusst erinnern, ist ein sehr kleiner Bruchteil. Unser Verhalten und auch unsere Wahrnehmung werden aus dem Körper/Unbewussten gespeist und beeinflusst.

In dem Moment, wo wir eine Erfahrung machen oder ein Erlebnis haben, ist unser Körper und mit ihm unsere Gefühlswelt maßgeblich beteiligt. Wir sind Körper. Der Körper selbst konstituiert (erschafft, kreiert) sich als Entwicklungsprozess in der Auseinandersetzung mit der Umwelt.

Das Erlebte oder unser „Dasein“ nur auf der kognitiv-sprachlichen Ebene zu betrachten, reduziert. Der Körper gibt Zusätzliches preis.

Finde ich meinen Körper
so finde ich mich

Werner Gross

Das Erfassen, Wahrnehmen, Benennen von Körperausdruck, das Suchen nach dem Verstehen und das Verständigen über die Bedeutung des Körperausdrucks sind in der kunsttherapeutischen Arbeit wesentlich. Wir Kunsttherapeutinnen fragen immer wieder nach dem Körperempfinden. Der Verstand, das Kognitiv-Sprachliche, sucht oft „Ausweichmöglichkeiten" … Unangenehmes, Angst, Schmerz, Scham wollen wir meist naturbedingt/psychologisch bedingt vermeiden. In kreativen „Gestaltungsbewegungen" (zum Beispiel malen, bauen, tanzen u. v. m.) hat das Unbewusste die Möglichkeit, Vermiedenem Ausdruck zu verleihen; das wiederum wirkt ausgleichend, heilsam.

In ihrem psychologischen Programm zur Gesundheitsförderung schreiben Alexa Franke und Heidi Möller 1993: „So heterogen die psychosomatischen Krankheitstheorien sind, so einheitlich liegt ihnen doch die Annahme zugrunde, dass das Nicht-Erkennen und ‚Nicht-ausdrücken-Können' von Emotionen entscheidende Prädispositionen für psychosomatische Erkrankungen sind. Emotionale Erregung, die nicht ausgedrückt wird, führt zu dauerhafter physiologischer Überregung und damit schließlich zu organischen Dysfunktionen."

„Durch bewusste Wahrnehmung verschiedener Körperempfindungen und Gefühle, durch körperorientierte Interventionen, durch Arbeit mit und am Körper – entstehen neue intensive Erfahrungen und Gefühle, (…) die den Spielraum (…) erweitern können." (G. Görlitz)

Und es ist auch müheloser, etwas Neues zu lernen, sich neuen Bedingungen zu stellen oder sich auf neue Begegnungen einzulassen, wenn das „Getrenntsein von Kopf, Herz und Bauch" aufgehoben ist. Oft ist uns die Vorstellung vertrauter, Reaktionen oder Aktionen unserem Verstand/unserem Bewussten zuzuschreiben – spannender wird es, wenn wir all unsere Bewegungen und Ausdrucksformen in einem weiteren Kontext betrachten. Das Unbewusste/das Körpergedächtnis drückt sich quasi auch immer aus, und im Reflektieren darüber erfahren wir mehr über uns. Diese „Leib-Sprache" können wir lernen und die Bewusstheit, die dadurch entsteht, führt immer wieder zu Erkenntnissen, zu Aha-Erlebnissen.

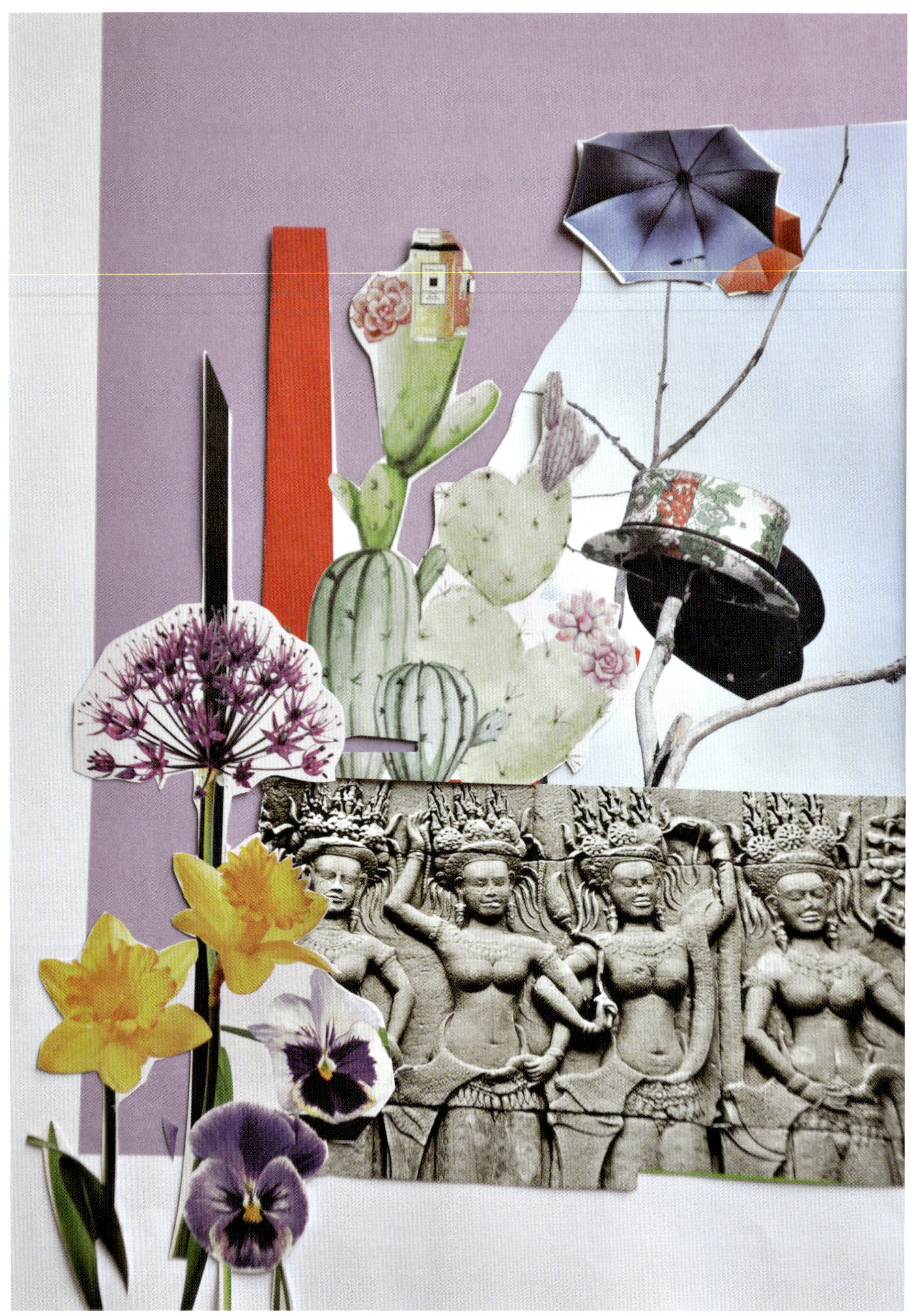

Vom Ahnen zur Sprache

Das Empfinden ist die lebendige Kommunikation mit der Welt, in der diese uns als der vertraute Aufenthaltsort unseres Lebens gegenwärtig ist. Ihm verdanken wahrgenommener Gegenstand und wahrnehmendes Subjekt ihre Dichtigkeit. Das Empfinden ist das intentionale Geflecht, das zu entflechten Sache aller Erkenntnis bleibt.

Maurice Merleau-Ponty, 1974

Vor lauter Lauschen und Staunen sei still,
du mein tieftiefes Leben;
dass du weißt, was der Wind dir will,
eh noch die Birken beben.

Und wenn dir einmal das Schweigen sprach,
lass deine Sinne besiegen.
Jedem Hauche gieb dich, gieb nach,
er wird dich lieben und wiegen.

Und dann meine Seele sei weit, sei weit,
dass dir das Leben gelinge,
breite dich wie ein Feierkleid
über die sinnenden Dinge.

Rainer Maria Rilke

Formsprache und Wortsprache

Empfinden ... Lauschen ... Ahnen ... Intuition ...

> *„Wahrnehmen ... Erfassen ... Verstehen ... Erklären“*
>
> Hilarion G. Petzold

Steht vor dem Sprechenkönnen das Verstehenwollen? Egal welche Sprache wir im Laufe unseres Lebens erlernt haben und welcher Sprachen wir jetzt mächtig sind – irgendwann gab es für jeden und jede von uns ein Umfeld, in dem wir, ohne selbst schon sprechen zu können, ohne uns über die Bedeutung der Worte denkend klar zu sein, uns durch das Verstehenwollen dem Sprechen, dem Verstehen und dem Verstanden-werden-Wollen näherten.

Wenn Sie die Gelegenheit haben, nehmen Sie sich doch etwas Zeit und beobachten Sie ein kleines Kind, das sprechen lernt. Staunen über wechselseitig aufeinander bezogenes Verstehen nicht sprachlicher Art ist Geschenk.

Im Kontakt, in begegnender Beziehung, erschließt und entfaltet sich „ahnendes Erleben“, vielleicht – auf der Basis des „entgegenkommenden Verstehens“, wie es Gottlob Frege nennt.

Begegnungsräume – „Ko-respondenz“, Bedeutungssuche und was damit verbunden ist

Sich verstehen und verstanden zu werden, sind Grundbedürfnisse. Verstehen und Verstandenwerden brauchen achtsame Begegnung, Einfühlung, die Fähigkeit der Ko-respondenz (Hilarion G. Petzold), den Raum der „aktiven communio“ (Irmgard M. Starke) und die damit verbundene gemeinsame Bedeutungssuche. Immer wieder stehen wir vor der Herausforderung, uns im *Ich* und im *Du* suchend-versuchend zu finden. Immer wieder erleben wir dabei Schranken im Ausdruck, im Verstehen und Verstandenwerden dessen, was wir meinen.

Verstehen ist mit Formgeben verbunden. Der damit verbundene sinnenhaft wahrnehmbare Prozess, die unmittelbare Erfahrung, bietet Chancen für das Erfassen von Wirklichkeit und Mit-Teilung. Etwas in allen vorstellbaren Formen zu verdeutlichen birgt Möglichkeiten, sich gedanklich noch Unfassbarem zu nähern. Intuitives Erfassen/Ahnen, vielleicht auch Erraten, auch dann, wenn es scheinbar im Widerspruch zu den Worten steht, ermöglicht Annäherung an Gemeintes, Gefühltes – wenn Verstehen sich auch niemals erzwingen lässt. Verstehen wächst durch eigenes und geteiltes „Wahrnehmen – Erfassen – Verstehen – Erklären". Verdeutlichung findet sich unverhofft im Zwischen, offenbart sich plötzlich, erwartet und unerwartet – kräftigt Verstehen.

Ein Arbeiten mit Suchprozessen, die in Form einer „Therapeutischen Hermeneutik" (H. G. Petzold) leibliche Erfahrung und Ausdruck, Stummes und Sprachloses (das, wovon man noch nicht sprechen kann), Gestisches, Ausdrucksbedeutungen von Bewegungen oder Haltungen einschließen. In diesen gemeinsamen Suchbewegungen, in achtsamer Begegnung und im Dialog erschließen sich uns Bedeutungen, entsteht Verstehen – beruhend auf den jeweiligen lebensgeschichtlichen Erfassens- und Verstehensmöglichkeiten.

Abwesendes ist anwesend ... braucht die Bereitschaft, zu wagen, zu fühlen, zu finden, zu erkunden, zu forschen, zu teilen ...

> *Zu Beginn einer Gestaltung ist eine Ahnung da, was man machen/gestalten will, aber noch kein konkretes Bild dazu – diesen Moment gibt es immer in einer Gestaltung. Die Idee hat also bereits eine Qualität, aber noch keine Form. Ich spüre die Energie, dennoch ist es noch keine Form. Aus der ersten Wahrnehmung von Energien heraus entstehen Bilder (die Seele spricht in Bildern). Gebe ich diesem Moment nach, verdichtet sich die Idee, die Qualität, zu einer Form. Erst wenn sich das Ich dieser Form bemächtigt, wird sie zum Symbol im Jung'schen Sinn und erhält damit den von ihm benannten Bedeutungsüberschuss. Die konkrete Gestalt kann dann noch zur Essenz werden. Sie hat alle Qualitäten des Prozesses, aber sehr verdichtet/konzentriert.*
>
> Irmgard M. Starke

Suche will Hingabe im Augenblick des „Schaffens"
Widerstreit und Zusammenklang …
Gleichzeitigkeit im Sich-selbst- und im Sich-nicht-Spüren,
Untergründiges fassen … im Tun

Ein Hineinhorchen … Hinein-träumen im Zwischen inmitten und jenseits der Zeit …
Dann – vielleicht ein Ankommen in dem, was „Stille" ist … und dort …
Schatten und Unfassbares ahnend fassen

Aus inneren Quellen gespeist werden Umrisse an Enden fassbar, entbergen sich …
Später im Erkennen … dann … wenn Wachbewusstsein wieder Handeln übernimmt,
Leib fühlbar schwingt … atmet … lauscht … sich selbst belauscht …
sich fühlt im Staunen des Schaffens
sieht eigen Gestaltetes einen an …

zeigt sich kontrastreich Form …
schafft Formsprache – Wortsprache
Manchmal …

Siegrid Jamnig

Kreativ-künstlerischer Prozess

Die meisten von uns kennen die Herausforderung, etwas, was uns sehr wichtig ist, mit Worten zu beschreiben. Es verlangt uns eine große kognitive Anstrengung ab. Und trotzdem, manchmal ist es nur eine Annäherung. Doch ist der Satz, der Absatz, die Beschreibung so gelungen, dass wir zufrieden sind, empfinden wir Stolz und Erleichterung.

Aber was ist, wenn Worte fehlen? Dann können sich durch das Tun und Erleben Worte formen, es wird dadurch auch beschreibbar.

Der künstlerisch-kreative Prozess ist eine Möglichkeit, ins Tun und Erleben zu kommen; dies kann von Leichtigkeit geprägt sein bis hin zu einem Flow-Erlebnis oder auch sehr intensiv erlebt werden und uns einiges an Anstrengung abverlangen.

An dieser Stelle ist es uns wichtig, zu erwähnen, dass in einem kreativ-künstlerischen Prozess große Frust- und „Unüberwindbarkeitsgefühle" auftauchen können, aber umso „schöner" kann es sein, dranzubleiben und sie zu durchleben.

Sozialisationsbedingt besteht bei manchen Prozessen die „Gefahr" des voreiligen Aufgebens. Dieses Aufgeben wäre schade. Bleiben Sie dran! Fast alle kreativen Menschen durchleben kleine und auch große Krisen während des Schaffens. Genau an diesen Krisen wachsen wir und „durchwalken" uns und die Welt. Das situativ gewählte Material, mit dem wir am jeweiligen „Werk" arbeiten, hilft mit, ein Stück mehr zu begreifen und zu erleben.

Wenn wir „in Gestaltung gehen", suchen wir nach einer Ausdrucksmöglichkeit für unsere „inneren Bilder", für innere (psychodynamische) Bewegungen, die auch vorsprachlich sein können. Mit und durch den Gestaltungsprozess geben wir innerer Bewegtheit eine Form. Es werden persönliche, bewusste oder unbewusste (auch Verdrängtes, blinde Flecken) Anteile sichtbar, gestärkt, bestätigt. Durch das Beschreiben des erlebten Prozesses und das Reflektieren darüber heben wir das Erlebte und das Entstandene ins Bewusste – durch Anbindung ans Sprachlich-Kognitive. Daher hat es einen Sinn, sich mit den Fragen, die im Anschluss an die jeweilige Übung formuliert sind, zu beschäftigen.

Es kommt einem „Schatzheben" gleich.

... ins Tun kommen. Die Überwindung der Hemmung zahlt sich aus. Meist sind wir es nicht gewohnt, den Körper sprechen zu lassen. Haben Sie Mut, wagen Sie zuerst kleine Schritte und immer größere; die Erfahrungen, die Sie machen können, sind oft mit Worten nicht ganz fassbar.

Warnung: Gelegentlich wurden Nebenwirkungen wie zum Beispiel Freiheitsgefühle beobachtet! Und – durch gefühls- und körperorientierte Methoden entdecken Sie Ihre kreativen und körperlichen Fähigkeiten wieder. Die Handlungsmöglichkeiten zur Bewältigung von Alltags- und Lebensherausforderungen erweitern sich.

Seelenschwingen – Entscheidung zum Gestalten

Mut
Es wird still
Leere ist – weckt Klänge
Empfindung des Noch-Nicht – lässt innehalten
Gefühlsbuntgrau

Dann
Verschwommenes
Geträumtes
Ungefähres
Sichtbar
Erregt
Noch nicht! – brüchige Stellen festigen …

Gesten
Geführt vom Atem
Zeichenfindend
Übereinstimmung – scheinbar
Geträumte Form
Verwirrt

Neu erschüttert
Feinhörig
Sich
Suchend
Mühevoll
Gesten – geführt vom Atem – zeichenfindend

Dann
Mühelose Ungewissheit
Gewissheit im eigenen Takt
Mitatmen …
Weiter …

Lebendig Ich – in Räumen – den meinen – den menschengeschichtlichen
Vom Erzwungenen zum Gewollten zum Geschenkten
Grenzüberschreitend mich neu ordnend ...
Gesten – geführt vom Atem – zeichenbergend
Leben fließt
Im Enden und Beginnen

Siegrid Jamnig

Wirksamkeit

Was geschieht beim Malen, Zeichnen und dreidimensionalen Gestalten?

Spüren, wissen, weitergehen: Durch das Hineinspüren, durch das Erleben „innerer Regungen" und dadurch, dass ein Ausdruck gefunden wird – auf spielerische oder leichte, frohe, ernste, kämpferische Art –, wird es möglich, innere Prozesse sichtbar zu machen, bevor Worte dafür da sind; es wird möglich, Vorbewusstes, Unbewusstes in Linie, in Form, in Farbe zu bringen, unterstützt durch eine Geste, Bewegung, durch einen Ton entsprechend dem Sich-ausdrücken-Wollenden in gegenständlicher oder ungegenständlicher Form, in Linien, die beschreiben, umschreiben, Schrift werden, in Farbe, die im Einklang mit dem jeweiligen Gefühl schwingt – eine Komposition zu schaffen, die die momentane Lebenssituation beschreibt. Einen „Seelenschnappschuss": ein bildgebendes Verfahren quasi, um das „gesamte Wesen" sichtbar zu machen, einschließlich Umgebung, Erfahrungen, Bedingtheit, Bedingungen, Möglichkeiten und Begrenzungen.

Durch die Gestaltung wird es möglich, sich diese Inhalte anzusehen, in Kontakt mit „tiefem innerem Wissen" zu treten. Es wird möglich, dieses Geschaute, Be-griffene, Erkannte zu bergen, zu benennen, sich davon berühren zu lassen, Transformation zu erleben, Erkanntes für sich nutzbar zu machen; es wird möglich, sich selbst umfassend zu begegnen. Das ist die „Alchemie" der Kunsttherapie.

Geschaffene Werke verweisen auf mehr und anderes, als wir im ersten Betrachten erfassen. Nehmen Sie Kontakt zu Ihrer Gestaltung auf, lassen Sie sie auf sich wirken Stück für Stück, und dann, wenn Sie bereit dafür sind, wird Unterschiedliches deutlicher, sichtbar.

Und: Die Erfahrungen, die Sie durch das kreative Tun gesammelt haben, gehen nie wieder verloren, sie stehen Ihnen immer zur Verfügung.

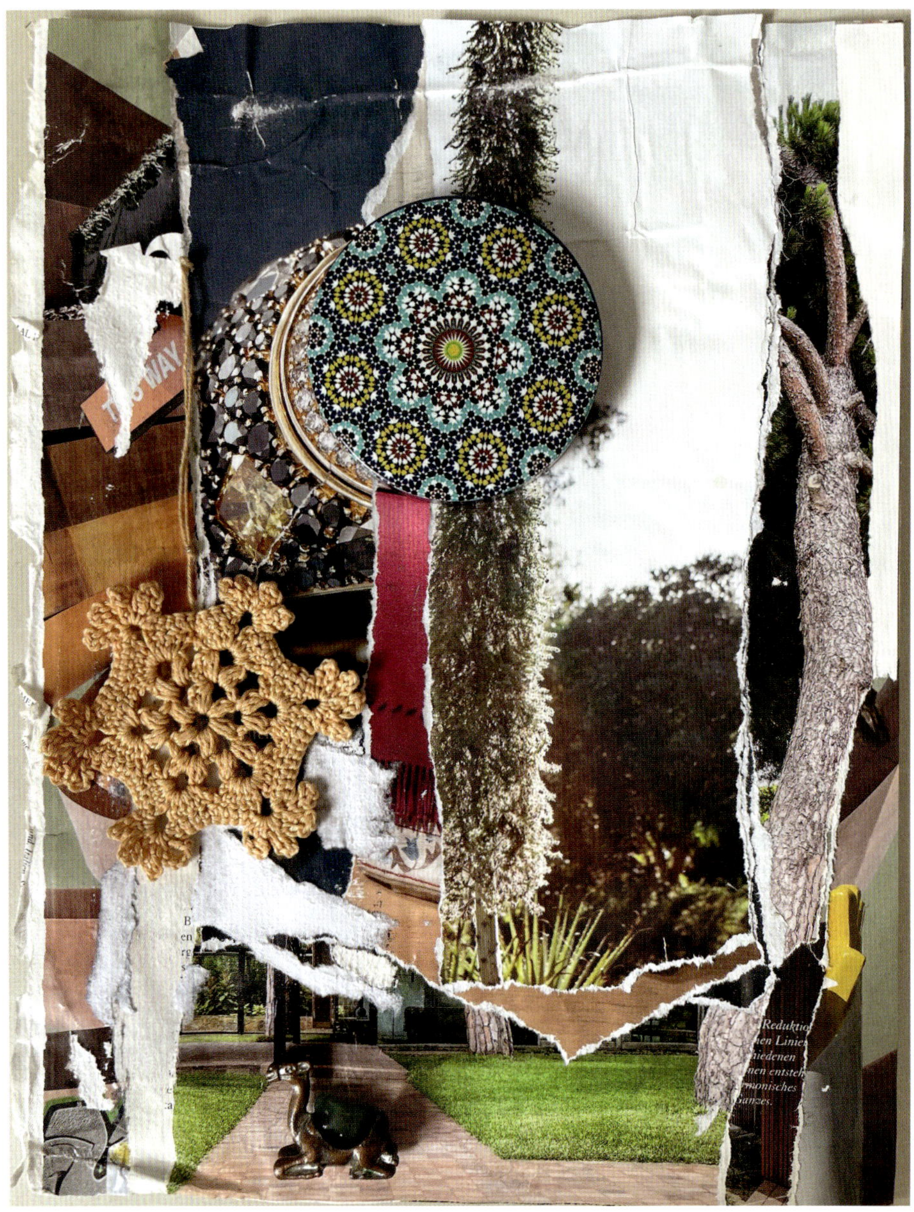

Die Kunst in der Kunsttherapie

Kunst in der Kunsttherapie kommt nicht von *Können*; sie bedeutet nicht, dass Sie in der Technik oder in der Ausübung der Kunst versiert sein müssen (das kann sogar teilweise behindernd sein, wie die Künstlerinnen unter uns wissen); die „Kunst" in der Kunsttherapie meint ein Anderes-sehen-Lernen, ein Anders-Wahrnehmen. Das Potenzial der Kunst wird hier nicht auf eine Technik beschränkt, sondern meint eine Haltung, eine Art des Wahrnehmens: zum Beispiel ein Wahrnehmen von Raum. Das Wahrnehmen der Verbindung von Innerem (Körperempfindungen, Gefühle, Erfahrungen) mit Äußerem (Materialien, Natur, Geräusche ...). Das Wahrnehmen, wie Sinneseindrücke verbunden sein können mit Farbempfindungen. Das Wahrnehmen davon, wie ein bestimmtes Gefühl nach einem bestimmten Ausdruck, einer bestimmten Geste, einer bestimmten Form verlangt. Das Wahrnehmen dessen, dass sich ein Widerstand ein anderes Material sucht, um sich auszudrücken, um ihm in Form einer Gestaltung begegnen zu können als eine kleine, zarte Freude.

Die Kunst in der Kunsttherapie bietet ein „Repertoire an Sprachen", an Ausdrucksmöglichkeiten. Wählen Sie, probieren Sie aus. Was gefällt mir? Wo möchte ich tiefer eintauchen? Welche Technik, welches Material liegt mir? Wodurch kann ich ein bestimmtes Gefühl ausdrücken, das noch jenseits von Worten liegt? Und es mir dann anschauen, das von mir Ausgedrückte, und – es in Worte übersetzen (teilweise auch – wie so manche Übung in diesem Buch anregt – Geschriebenes in ein Bild, in Gemaltes übersetzen).

Durch Übungen in verschiedensten Medien der Kunst (Malen, Zeichnen, Gestalten mit Farbstiften, Bleistift, Pinsel, Aquarellfarben, Acrylfarben, Textilien, Wachs, Ton, aber auch Collage, Tanz und Fotografie) und auch in der Sprache des Schreibens oder des Flüsterns wollen wir Sie anregen, sich auszuprobieren, sich selbst anders, vielleicht neu zu erfahren. Geführte Meditationen und vereinzelt eine Yogaübung wollen ebenfalls dazu einladen, sich mit neugieriger Achtsamkeit und Selbstzärtlichkeit in eine Gestaltung zu versenken. Farben können im Innen und im Außen auftauchen, „passieren", gefunden oder bewusst werden: Sie werden viele Übungen in diesem Buch finden – und sogar eine App –, die Sie einladen, in die Welt der Farben (oder einer bestimmten Farbe) einzutauchen und sich überraschen zu lassen, welche Erfahrungen oder „Botschaften“ sie für Sie bereithält.

Wir schreiben den Farben keine fixen Bedeutungen zu: So steht Schwarz beispielsweise keinesfalls automatisch für Depression. Schwarz kann Kontraste schaffen, dadurch sichtbar machen, etwas unterstreichen, hervorheben, für eine starke Grenze, Abgrenzung stehen im Bild. Grün ist nicht die Eifersucht oder der Neid, Grün kann für Wachstum, Lebendigkeit stehen oder auch für etwas ganz anderes. Violett kann sowohl als beschützend, transformierend als auch als bedrückend, schwer erlebt werden. Blau kann das Gefühl von Weite ausdrücken – oder Schmerz. Und so weiter. Welche Farbe (und somit welche Schwingung) Ihnen jeweils guttut, ändert sich von Lebensphase zu Lebensphase, von Moment zu Moment.

Zur Geschichte der Kunsttherapie

Anfang bis Mitte des 20. Jahrhunderts entwickelten sich die ersten kunsttherapeutischen Ansätze mit Wurzeln in Europa und Amerika. Das Interesse an den bildnerischen Werken von Patient:innen in psychiatrischen Kliniken wuchs. Anfänglich wurde das Material für diagnostische Zwecke verwendet. Im Laufe der Zeit wurde der Stellenwert des Ausdrucks innerer Bilder und die günstige Wirkung von künstlerischer Arbeit erkannt und es folgte eine Vertiefung der Verbindung von Konzepten aus Kunst, Entwicklungspsychologie und therapeutischen Ansätzen.

> *Alle Fragen der Menschen können nur Fragen der Gestaltung sein, und das ist der totalisierte Kunstbegriff. Er bezieht sich auf jedermanns Möglichkeit, prinzipiell ein schöpferisches Wesen zu sein, und auf die Fragen des sozialen Ganzen.*
>
> Josef Beuys

Kunsttherapie als eigenständige Therapieform und kunsttherapeutische Angebote bereichern aktuell viele Dienstleistungen in sozialen Einrichtungen und haben Fuß in Institutionen des Gesundheits- und Bildungswesens gefasst. Darüber hinaus entwickelten sich unterschiedliche persönlichkeitsbildende Angebote in der freien Praxis.

Aktuelle Ergebnisse neurologischer Forschung (zum Beispiel wie Bilder im Kopf entstehen, neuronale Grundlagen des Wahrnehmens, neurologische Grundlagen der Gestaltrekonstruktion) bestätigen frühere Annahmen, dass „die Organisation des künstlerischen Ausdrucks der optimalen Organisation des Gehirns nahe und im Falle neurologischer Störungen brauchbar ist“ (Menzen, 2009). Das Gehirn greift auf Erfahrungen zurück, die als innere Bilder gespeichert sind. Wahrnehmung, Denken, Fühlen und Handeln sind eng verknüpft, wobei die Wahrnehmung auf die anderen Funktionen einen bedeutenden Einfluss hat. Das menschliche Gehirn verknüpft Emotionen hauptsächlich mit Bildern. Multimodale Therapien schützen und fördern die neuronale Plastizität. Kunsttherapeutisches Arbeiten ermöglicht begleiteten Menschen gemeinsam mit der Kunsttherapeutin das Schaffen unterschiedlicher Räume, um durch leibliche Erfahrung, durch leibliches Erleben den momentan wichtigen Lebenssituationen Ausdruck zu geben und, daraus folgend, nötige Orientierung zu finden.

> *Wir sehen die Dinge nicht so, wie sie sind. Wir sehen sie so, wie wir sind.*
>
> Anaïs Nin

Die Fertigkeit und Fähigkeit des Menschen, sich mittels Gestaltung „leiblich“ (=Körper – Seele – Geist) über die Sinne wahrzunehmen, zu begreifen und auszudrücken, ermöglicht kunsttherapeutische Begleitung. Auf der Basis einer vertrauensvollen Beziehung werden zum Beispiel belastende Prozesse durch Materialien und Medien der bildenden Kunst sichtbar gemacht, Farb- und Formqualitäten mit eigenem Erleben und persönlichen Lebensmotiven verbunden. Durch das Sichtbarmachen von „Innenwelten“ wird die Selbstwahrnehmung verbessert, werden Ressourcen entdeckt und Selbstheilungskräfte angeregt. Gleichzeitig finden im Formbildungs- und Gestaltungsprozess des künstlerischen Schaffens leibliche Strukturierungsprozesse statt, die sich neben der Selbstwahrnehmung auch auf Selbststeuerungs- und Interaktionsfähigkeiten des Menschen auswirken.

Im Laufe der Zeit wurden in der kunsttherapeutischen Arbeit und Forschung unterschiedliche Konzepte, Techniken und Übungen entwickelt, um Ausdrucksmöglichkeiten für Menschen zu schaffen, damit für sie nicht, nicht mehr oder noch nicht sprachlich Fassbares wieder fassbar wird und Wege aus erstarrten

Verhaltens- und Bewusstseinsmustern gefunden werden können. Dadurch werden Selbsterleben und Selbstwirksamkeit gestärkt. Im freien Umgang mit Formen und Farben eröffnen sich neue Erfahrungs- und Freiräume, sind selbstbestimmtes Handeln und Selbstwertstabilisierung erlebbar. Gleichzeitig können mangelnde Bewältigungsstrategien und Schutzmechanismen entwickelt und verstärkt werden.

Herkunft und Anwendungsgebiete der Kunsttherapie

Die Kunsttherapie hat unterschiedliche interdisziplinäre Ausgangspunkte und Bezüge. Je nach kunsttherapeutischer Theoriebildung spannt sich der Bogen vom tiefenpsychologischen, pädagogischen, heilpädagogischen, kunstpädagogischen, anthroposophischen bis zum kunstorientierten bzw. kunstbasierten Ansatz.

Die kunsttherapeutische Arbeit findet ihren Einsatz sowohl im sozialen, heilpädagogischen, soziokulturellen, klinischen Bereich als auch in freier Praxis. Im Hinblick auf medizinisch-klinische Einsatzfelder künstlerischer Therapien gibt es etliche Wirksamkeitsstudien sowie Positivbefunde, die eine Verbesserung der psychischen und auch körperlichen Krankheitssymptome aufzeigen.

Die Kunsttherapieausbildung in Österreich wird von Erwachsenenbildungseinrichtungen sowie an Privatuniversitäten angeboten. Für nähere Informationen in Bezug auf das Berufsbild oder auf die Anforderungen eines Kunsttherapeuten/einer Kunsttherapeutin sowie auf die Qualitätssicherung der Kunsttherapie in Österreich suchen Sie die Website des Österreichischen Berufsverbandes für Kunsttherapie (ÖBKT) oder der Ausbildungseinrichtungen auf.

In Deutschland bieten sowohl staatliche und private Hochschulen als auch Institutionen der Erwachsenenbildung Kunsttherapie als Aus- oder Weiterbildung an. 2011 wurde in der Schweiz die Kunsttherapie ein neuer anerkannter und reglementierter Beruf im Gesundheits- und Sozialwesen. Die höhere Fachprüfung Kunsttherapie bildet den qualifizierenden Abschluss für Kunsttherapeut:innen und Therapeut:innen aller Fachrichtungen im Bereich Gesundheit/Soziales/Kunst.

Symbole

Anzahl der Personen

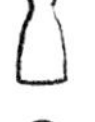 allein durchzuführen

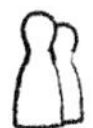 zu zweit durchzuführen

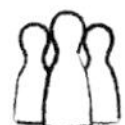 als Gruppe durchzuführen

Schwierigkeitsgrad der Übung

leicht 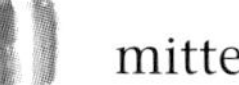 mittel 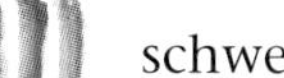 schwer

Zeit 

Material

ist für jede Übung eigens angeführt

Hier wird Material von der Homepage benötigt 

Hier geht es zur Homepage 

Diese Anleitung gibt es als Audio-App (in der FacultasApp). Wir schlagen vor, die Anleitung zunächst anzuhören, um ein Gefühl dafür zu bekommen, worum es geht. In einem zweiten Anhören halten Sie das Audiofile immer dort an, wo Sie Zeit brauchen für Fühlen und Gestalten, und hören dann weiter. 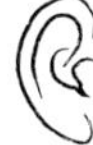

AppStore  Google Play 

Einige Vorlagen zum Ausfüllen oder Kopieren finden Sie auch im Anhang.

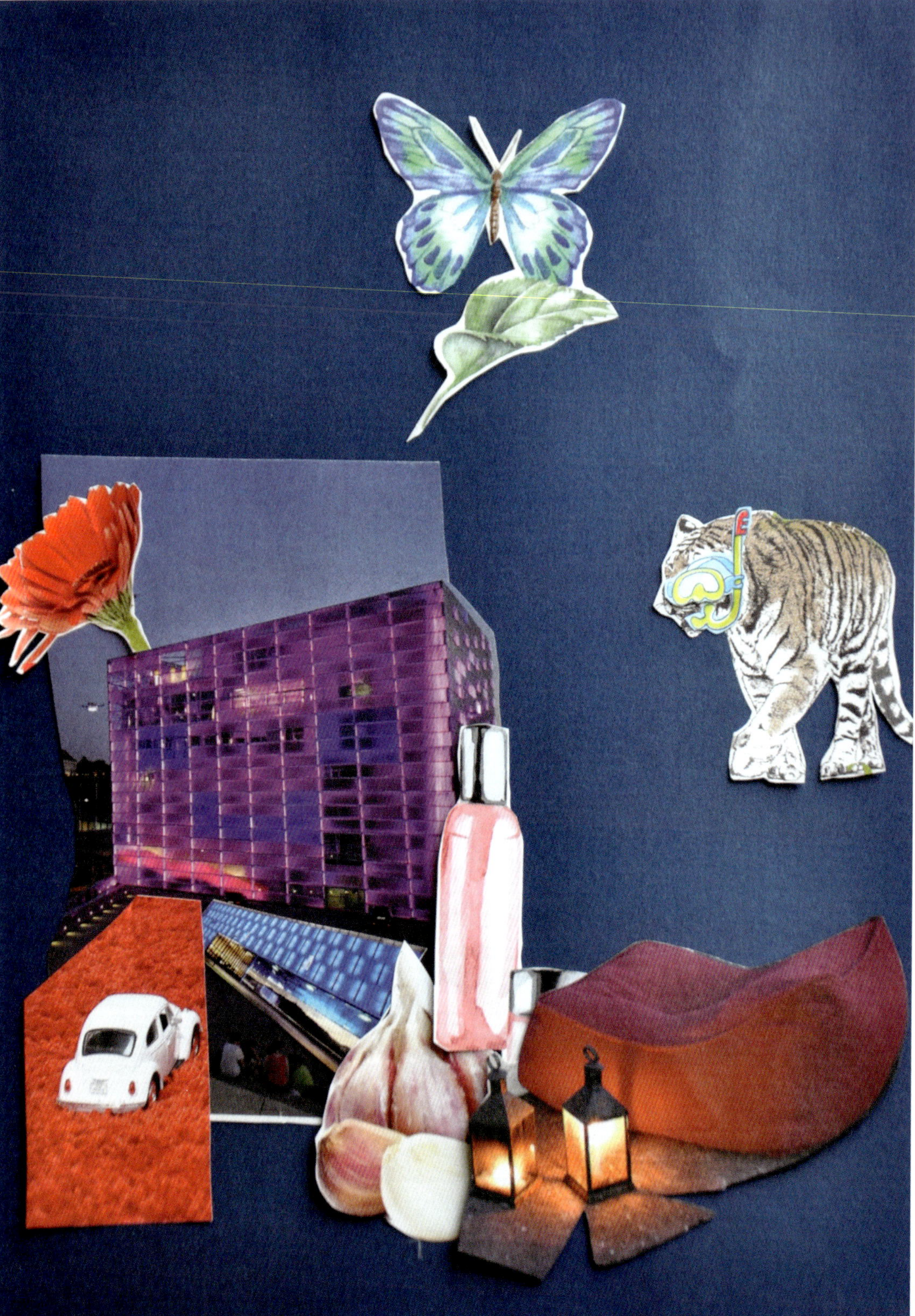

Und jetzt?

Und plötzlich weißt du: Es ist Zeit, etwas Neues zu beginnen und dem Zauber des Anfangs zu vertrauen.

Meister Eckhart

Und nun: Mit Naivität, mit Achtsamkeit, mit Selbstzärtlichkeit „bewaffnet" ... stürzen Sie sich hinein; wir wünschen freudvolles Wachsen, Erkennen in Farbe, Weiter-Werden!

wer ist denn schon
wer ist denn schon bei sich
wer ist denn schon zu Hause
wer ist denn schon zu Hause bei sich
wer ist denn schon zu Hause
wenn er bei sich ist
wer ist denn schon bei sich
wenn er zu Hause ist
wer ist denn schon bei sich
wenn er zu Haus bei sich ist
wer denn

Elfriede Gerstl

Teil I
Annähern

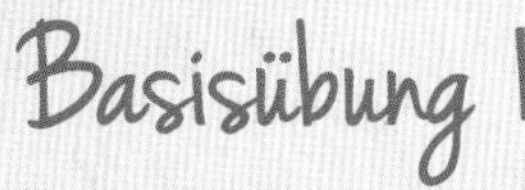

Zum Wahrnehmen und „Einmalen"

Alexandra Reis

Erfahrungsebene: den eigenen Ausdruck über kreative Medien erkunden

 30 Minuten Schwierigkeitsgrad: Personen: 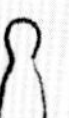

„... in Gestaltung gehen ..."

Was meinen wir damit?

Durch einen Impuls, einen Eindruck, eine Inspiration oder eine Anleitung aus diesem Buch entstehen innerlich Gefühle, Gedanken, Bilder und Bewegungen bei Ihnen.

Dem können Sie Farbe und Form geben – unkonkret oder konkret. Abstrakt oder gegenständlich.

Probieren Sie anfangs durch Gesten oder auch Mimik, etwas in der „Luft" zu formen. Da entstehen schon Formen, Linien usw. Tanz ist auch ein Malen mit dem Körper.

Wie bewegen Sie Ihre Arme und Hände, wenn Sie an *Liebe* denken und dieses Gefühl zulassen? Wagen Sie es, Ihren Körper dazu zu bewegen, und finden Sie einen Ausdruck dafür! Viele von uns sind es nicht gewohnt, sich zum Beispiel stark körperbetont zu artikulieren oder auch ausladende, weite Gesten zu verwenden. Doch zum Warmwerden lade ich Sie ein, dies auszuprobieren! Immer wieder mit dem Körper große, starke oder auch kleine, feine Bewegungen zuzulassen und dann auch inneren Impulsen zu folgen. Das kennen Sie wahrscheinlich: zum Beispiel ausgelassen tanzen oder Ski fahrend den Hügel hinunterdüsen ... das macht etwas mit uns und wirkt sehr befreiend – meist! (Es kann vereinzelt auch das Gegenteil bewirken – Angst und dadurch Verkrampfung und Starre.)

Wie bewegen Sie Ihren Körper, wenn Sie sich freuen? Gedanklich nehmen Sie diese Bewegung mit dem Arm, der Hand, den Fingern auf und führen sie weiter.

Und nun, wie drücken Sie Frust aus? Beobachten Sie Ihren Körper, Ihre Haltung – wird etwas enger oder weiter? Dazu fällt Ihnen sicher eine Farbe oder mehrere Farben und Bewegung ein.

Der nächste Schritt ist, Ihre innere Bewegtheit mithilfe eines Pinselstriches auf Papier zu bringen.

Versuchen Sie zum Beispiel, der Ruhe durch einen einzigen Strich auf dem Papier Ausdruck zu verleihen.

Dann probieren Sie Wut auszudrücken. Welche Farbe wählen Sie? Wie führen Sie den Pinsel? Welche Pinselstriche entstehen?

Durch die Weiterführung des Pinsels finden sich dann Form oder auch Symbole. Die Bewegung ist eher eine von innen heraus, ein Aufnehmen und Weiterführen (eine Anmerkung zum Unterschied: eine Abbildung von Äußerem – von Objekten – ist mit dem Handwerk „Malen und Gestalten“ verbunden, ein Ausdruck hingegen hat mit der eigenen Person persönlich – von innen nach außen – zu tun).

Zum Üben setzen Sie nun andere Gefühle und Empfindungen ein.

Als Hilfestellung liste ich Ihnen ein paar weitere Gefühle auf: Bitte vervollständigen Sie die Liste für sich selbst.

Gefühle:		Empfindungen: (körperlich)	
	Ekel		warm
	Freude		kribbelnd
	Zorn		lebendig
	Mut		eng
	Sicherheit		ohnmächtig
	Angst		leicht
	Langeweile		schmerzlich
	Hoffnung		angespannt
	Geborgenheit		geborgen
	Zweifel		ruhig
	Faszination		gehemmt
	Unzufriedenheit		mulmig
	...		...

Basisübung 2

Zur Bildbetrachtung und Prozessbeschreibung

Alexandra Reis

„... in Betrachtung gehen ...“

Die eigenen Bilder zu betrachten und Neues, Altes, Eigenes, Befremdliches usw. zu entdecken, ist eine Herausforderung. Haben Sie Geduld mit sich. Unser Gehirn mag Veränderungen prinzipiell nicht und die gedanklichen Gewohnheiten sind träge bzw. wollen dagegen arbeiten. Das ist evolutionsbedingt auch sinnvoll. Doch hier gilt es, neue Betrachtungsmöglichkeiten zuzulassen. Körper, Herz und Bauch dürfen mitsprechen – und was unser Kopf dazu äußert, darf auch gehört werden, doch seine Lautstärke sollte etwas leiser gedreht werden.

Erfahrungsebene: neue Betrachtungsmöglichkeiten der eigenen Bilder entwickeln

Material: eigene und fremde Bilder und Gestaltungen

 20–30 Minuten Schwierigkeitsgrad: Personen: oder

Übung

Nehmen Sie ein Bild Ihrer Wahl, zuerst ein fremdes und dann ein eigenes, und legen Sie es vor sich hin oder hängen Sie es auf.

Im ersten Schritt kommen Sie durch das bewusste Schließen Ihrer Augen und das tiefe Ein- und Ausatmen ins Hier und Jetzt. Schalten Sie den „Bewertungsfilter" („Das ist schön", „Das ist hässlich" und Ähnliches) aus. Legen Sie diese Brille zur Seite!

Beschreibung

Beim Öffnen der Augen nehmen Sie wahr, was *ist*! Beschreiben Sie, was ist!
Phänomenologisch, das heißt: so, wie es ist.
Welche Farben, Formen, Dynamiken sehen Sie?
Wie wurde das Material verwendet? Zaghaft, intensiv, viel, wenig, aus dem Vollen schöpfend, sparsam usw.?
Wie wurde der Pinsel geführt?
Wie ist der Ausdruck? Stark, sanft, ruhig, wild usw.?
Schließen Sie dazwischen bewusst noch einmal die Augen.

Wirkung

Wenn Sie das Bild auf sich wirken lassen, was löst es bei Ihnen aus? Welche Gefühle?
Haben Sie körperliche Empfindungen?
Werden Erinnerungen wach – oder entstehen Geschichten?
Entdecken Sie neue Qualitäten, die Ihnen bis jetzt nicht aufgefallen sind? Und was hat das mit Ihnen zu tun?

Nehmen Sie auch mal „nur" Teile aus dem Bild, um dieses Segment genauer zu beschreiben und wirken zu lassen. Mit weißen Papierbögen können Sie andere Teile des Bildes verdecken.

Prozessbeschreibung eigener Bilder

Beschreiben Sie den Entstehungsprozess!
Konnte eine innere Dynamik ausgedrückt werden, so wie Sie das vorhatten?
Hat sich das verändert während des Tuns?
Welche Gefühle und Empfindungen hatten Sie während des Gestaltens?
Wie ist es Ihnen gegangen?
Welche Erlebnisse hatten Sie? (Auch scheinbare Nebenschauplätze können hier interessant sein.)
Wie sind Sie mit sich selbst umgegangen?
Ist etwas anderes/Neues während des Entstehungsprozesses hinzugekommen?
Hat sich etwas verändert?
Wie geht es Ihnen jetzt?

Benennung eigener Bilder

Benennen Sie nach jeder Übung das, was entstanden ist, und berücksichtigen Sie dabei den Entstehungsprozess. Kurz und prägnant. Ein Wort oder ein kurzer Satz.

Das wirkt wie ein Anker. Das Erlebte wird dadurch verdichtet und es entsteht eine Anbindung an Körper, Geist und Psyche.

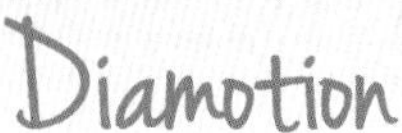

Diamotion

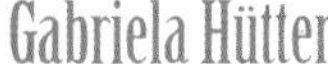

Gabriela Hütter

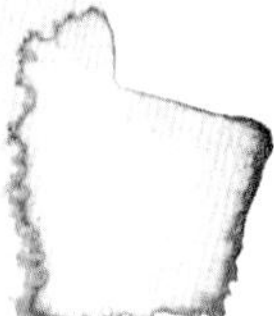

Erfahrungsebene: Dies ist eine Übung zu zweit. Sie arbeiten in der Stille. Sie lassen sich voneinander überraschen.

Material: Papier in zwei unterschiedlichen Größen (zum Beispiel DIN A2 und DIN A3, aber auch quadratische Formate sind möglich), Klebeband (zum Beispiel Abdeckband, welches beim Ausmalen von Wohnungen verwendet wird) und Ölkreiden in mindestens zwei verschiedenen Farben. Sie können selbst wählen, wie viele verschiedenfarbige Ölkreiden Sie verwenden wollen, vielleicht acht, vielleicht vierundzwanzig. Es sollte eine gerade Anzahl sein.

Im Rahmen von 5 bis zu 45 Minuten.
Je mehr verschiedenfarbige Ölkreiden Sie verwenden, desto länger dauert die Übung.

Schwierigkeitsgrad: Personen: 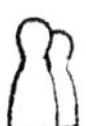

Eine leere Wand.
Sie kleben ein großes Blatt Papier an die Wand, sodass dieses Blatt wirklich fest verankert ist und nicht rutscht. Es muss Druck standhalten.
Auf dieses große Blatt Papier kleben Sie mittig ein etwas kleineres Blatt Papier, sodass dieses kleinere Blatt wirklich fest verankert ist und nicht rutscht. Es muss Druck standhalten.

Zwei Personen.
Die von Ihnen gewählte Anzahl an Ölkreiden in verschiedenen Farben.
Die Ölkreiden befinden sich in der Mitte des Raumes.

Person A nimmt eine Ölkreide und überreicht sie Person B.
B geht damit auf die Wand zu und setzt mit dieser Kreide ein Zeichen auf das kleine Blatt Papier.
Regel 1: keine Buchstaben und keine Worte.
Während dessen lauscht A dem Tun von B mit geschlossenen Augen.
Regel 2: Stille, kein Wort wird gesprochen. Der Atem hingegen darf geräuschvoll sein (oder werden).

Wenn B intuitiv „fertig“ ist, geht B zur Mitte des Raumes, legt die verwendete Ölkreide neben die bereitgestellten anderen Ölkreiden und „weckt“ A. Blickkontakt.

Jetzt nimmt Person B eine Ölkreide und überreicht sie Person A.
A geht damit auf die Wand zu und setzt damit ein Zeichen auf das kleine Blatt Papier.
Wieder Regel 1: keine Buchstaben und keine Worte.
Währenddessen lauscht B dem Tun von A, bei geschlossenen Augen.
Wieder Regel 2: Stille, kein Wort wird gesprochen. Der Atem hingegen darf geräuschvoll sein (oder werden).
Wenn A intuitiv „fertig“ ist, geht A zur Mitte des Raumes, legt die verwendete Ölkreide neben die bereitgestellten anderen Ölkreiden und „weckt“ B. Blickkontakt.

Dieses Tun wiederholt sich, bis alle bereitgestellten Ölkreiden verwendet wurden.

Sie können diese Session jedoch auch vorzeitig beenden, falls Sie das Gefühl haben, dass es schon genug ist. Vertrauen Sie Ihrer Intuition!

Farbsehnsüchte

Marie-Theres Gallnbrunner

Erfahrungsebene: Hier geht es darum, Farbsehnsüchte wahrzunehmen und sich von ihnen führen und überraschen zu lassen.

Material: Acrylfarben, Wasserfarben, Pinsel, starkes Papier *oder* Polaroid- oder Handykamera sowie Kleidung, Accessoires, Make-up, Schmuck …

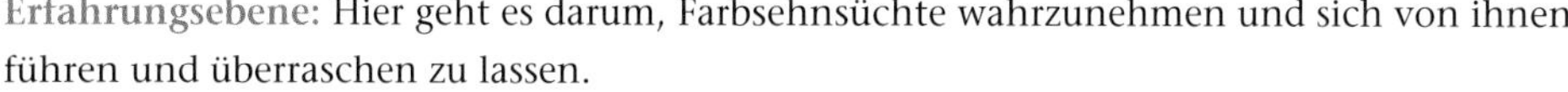

 ein paar Stunden, ein Tag, mehrere Tage

Schwierigkeitsgrad: Personen: 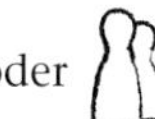

Warum Farbsehnsüchte? Wohin führen sie? Lohnt es, ihnen nachzugehen?

Was meine ich mit Farbsehnsucht, mit Farbobsession? Das Bedürfnis, mich mit einer bestimmten Farbe zu umgeben, mich in einer bestimmten Farbe zu kleiden, in sie einzutauchen. Mich auf eine bestimmte – ihre – Schwingung zu kalibrieren. Diese Farbsehnsucht ist so lange da, bis ich satt bin an dieser Farbe. Und das erkläre ich mir so: Über Musik heißt es, sie sei Physik, die die Physis beeinflusst. Mit Physik sind die Schwingungen gemeint. Dann gilt das auch für die Farben, dann gilt das auch für die Malerei.

Farbbedürfnisse nehme ich sehr wichtig. Ich gebe ihnen Raum. Sie sind für mich bestimmte Entwicklungsschritte, die angezeigt werden, und die jeweilige Farbschwingung ist Hilfe dafür, etwas zu erkennen, etwas zu „heilen". Ich lade dazu ein, Farbsehnsüchte ernst zu nehmen und ihnen nachzugehen, sie überhaupt erst einmal wahrzunehmen und sie dann als Hilfen, als Wegweiser, als Glücksverstärker zu verwenden.

Wie kann man das tun?

- Vielleicht haben Sie beim Ausprobieren einer Übung aus diesem Buch, bei der gemalt wird, bemerkt, dass eine Farbe Sie gerade besonders anzieht.
- Sie können Ihre Farbe durch Mischen finden – am besten indem Sie Acryl- oder Wasserfarben mischen, je nachdem, ob Ihnen gerade nach kräftigen oder zarten Farben ist. Mischen Sie so lange, bis Sie fühlen: Das ist sie!
- Eine andere – spielerische und digitale – Möglichkeit des Farbenmischens ist diese: Die Applikation „Farben trinken" hilft Ihnen ganz einfach und intuitiv beim Finden Ihrer momentanen Farbsehnsucht. Probieren Sie sie aus – viel Spaß damit!

https://farbentrinken.com/

Wenn Sie bemerken, dass Sie sich von einer Farbe besonders stark angezogen fühlen, dann geben Sie diesem Impuls – und sei es anfangs ein noch so kleines, schüchternes Aufflackern – nach: Kleiden Sie sich in dieser Farbe, umgeben Sie sich mit dieser Farbe; wenn Sie kein Kleidungsstück in besagter Farbe haben, dann vielleicht ein Tuch, ein Schmuckstück, eine Tasche, einen Nagellack ...

Umgeben Sie sich so lange mit dieser Farbe, bis dieses Farbbedürfnis gestillt ist: Kleiden Sie sich darin oder sehen Sie sie an, malen Sie ein Bild in dieser Farbe; schreiben Sie auf Papier in dieser Farbe; finden Sie sie in den Objekten, in den Kunstwerken, in den Menschen, die Sie umgeben.

Wohin hat Sie diese Farbe geführt? Welche neuen Gedanken hatten Sie durch sie? Wie fühlten Sie sich – gekleidet in dieser Farbe? Was ist Ihnen aufgefallen? Wie haben Sie durch sie anders gesehen? Wie wurden Sie anders gesehen?

Variante „Augenlieder"

Material: Papier, Acryl-, Tempera- oder Wasserfarben, dicker Pinsel, Wasser, Stift

 30 Minuten Schwierigkeitsgrad: Personen: 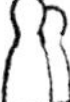 oder

Malen Sie ein Bild in der Farbe, die Sie gerade beschäftigt. Tauchen Sie genussvoll ein in diese Farbe, malen Sie mit einem dicken Pinsel großflächig auf einem großzügig bemessenen Blatt Papier.

Welche Materialität verlangt Ihre Farbe? Möchte sie glänzen, möchte sie ganz dick und pastos aufgetragen werden oder leicht und durchscheinend?

Sie können damit experimentieren, nass in nass zu malen – das heißt, Sie befeuchten erst das Blatt Papier (oder Segmente davon) mit Wasser und lassen dann die Farbe – nachdem Sie genügend Pigment und Wasser auf den Pinsel aufgenommen haben – darauf tropfen, darauf zerrinnen, ihre eigenen Wege suchen. Sie können auch damit experimentieren, das Gegenteil auszuprobieren – indem Sie nur sehr wenig Wasser nehmen und sehr viel Pigment, sehr trocken malen also. Lassen Sie sich von der Farbe leiten.

Welchen Ausdruck verlangt sie? Falls sich Ihre Farbe in bestimmten Mustern oder Formen ausdrücken will – nur zu. Falls andere Farben dazu wollen – dürfen sie.

Betrachten Sie Ihr Bild, schließen Sie die Augen, lassen Sie es mit geschlossenen Augen nachklingen ... Welcher Farbeindruck flackert hinter Ihren Augenlidern nach?

Welche Assoziationen, Gedanken, Worte fallen Ihnen ein beim Betrachten Ihres Farbbildes? Welche Botschaft hat diese Farbe für Sie? Lässt sie sich in Worte übersetzen? Vielleicht ist auch eine Melodie, ein Ton dabei? Schreiben Sie – es muss keinen Zusammenhang haben, es muss keinen Sinn ergeben. Lassen Sie sich einfach – von der Farbe inspiriert – führen. Spielen Sie mit den gefundenen Worten und Satzfetzen herum, formulieren Sie sie zu einem Song, zu einem Liedtext, zu einem Farblied, Ihrem „Augenlied". Lesen Sie es sich vor.

Gar nicht so ohne

Isolde Schediwy

Erfahrungsebene: Sich im Raum bewegen ohne Musik, losgehen ohne Wanderkarte, stehen bleiben ohne Grund – eine Weile „ohne" zu leben, wäre das nicht mal was?! Sich wieder mehr seiner Intuition anzuvertrauen, sich necken zu lassen von der eigenen Unmittelbarkeit und Spontaneität, sich bewegen aus reiner Freude an der Bewegung.

Sie können dieses „ohne Grund" mit der Scribble-Technik ausprobieren: „ohne" Absicht den Stift über ein Blatt Papier gleiten lassen ...

Material: Bleistift, Buntstift, Ölkreiden, Zeichenpapier, evtl. Klebeband

 wenige Minuten Schwierigkeitsgrad: I Personen: 1 oder mehrere

Sie können diese Übung mit offenen oder geschlossenen Augen, mit Ihrer dominanten, Ihrer nicht dominanten Hand ausführen oder sogar je einen Stift in beiden Händen halten. Das Erleben wird intensiver sein, wenn Sie den Zeichenstift mit geschlossenen Augen und mit Ihrer nicht dominanten Hand über das (vorher mit Klebeband befestigte) Blatt bewegen. Wechseln Sie einfach mal zwischendurch die Zeichenhand! Erinnern Sie sich immer wieder, dass Sie ohne Absicht, ohne Erwartung Ihren Stift zum Kritzeln bringen. Lassen Sie sich intuitiv auf die Bewegungsimpulse ein, lassen Sie sich von Ihrer Hand führen – Denken verboten!

Vielleicht entdecken Sie auch eine Zeichenbewegung, die Sie auffordert, zu experimentieren, indem Sie schneller oder langsamer zeichnen, indem Sie sich einem Rhythmus hingeben und ihn dann wieder ändern (tupfen, hin und her fahren ...) oder die Linienführung in Richtung und Dynamik immer wieder ändern.

Betrachten Sie nun Ihr Bild, Ihre Kritzeleien, und lassen Sie die Linienführung auf sich wirken. Gibt es Stellen, die Sie interessant finden? Lassen Sie Ihrer Fantasie freien Lauf und entdecken Sie neue Abbildungsbedeutungen. Wenn Sie mögen, gestalten Sie dieses Entwurfsdetail weiter aus. Aus Kritzeleien kann Konkretes entstehen – aus „ohne" kann „mit" werden – „mit" etwas bereichert, „mit" etwas klarer. Vielleicht wurden Sie auch „mit" einem Gefühl beschenkt, das vor dem Zeichnen nicht da war ...

Nun geben Sie dem Bild noch einen Titel – als Verankerung schreiben Sie die wichtigsten Gedanken, Gefühle oder Assoziationen zu Ihrer momentanen Lebenssituation in Ihr Kunsttherapie-Tagebuch.

Das Kunsttherapie-Tagebuch

Die Übungen in diesem Buch unterstützen Sie dabei, einen „neuen Blick" auf sich zu gewinnen. Das schriftliche Festhalten der neu gewonnenen Erkenntnisse, Antworten oder Assoziationen in Ihrem individuellen Schreibstil kann für Ihre Entdeckungsreise wichtig sein: Einerseits verstärkt das Schreiben den Bewusstwerdungsprozess und hilft beim Einordnen und Verankern des Erlebten, andererseits können Impulse zum „Weitergehen" oder „Experimentieren" freigesetzt werden. Und schließlich ermöglichen später einmal Ihre chronologischen Aufzeichnungen ein Erinnern, wenn Sie zurückblicken.

Diese Methode können Sie immer wieder zwischendurch verwenden, um sich von eventuellen Hemmungen beim Zeichnen zu befreien. Ohne Erwartungen, Kontrolle und fixe Vorstellungen wird Ihr individueller Ausdruck im Zeichnen und Gestalten gefördert und Sie erlangen mehr Sicherheit im künstlerischen Tun.

Farbgedicht I

Marie-Theres Gallnbrunner

Erfahrungsebene: Hier geht es um lustvolles Eintauchen in eine Farbe und spielerisches Untersuchen der Wirkung dieser Farbschwingung auf Sie in diesem Moment.

Material: Stift

 10 Minuten Schwierigkeitsgrad: I

Wie wirkt diese Farbe auf Sie? Welche Assoziationen haben Sie dazu? Wie würden Sie diese Farbe nennen?

Die farbige Seite lädt Sie ein, ein Gedicht in sie hineinzuschreiben, zu kritzeln, zu zeichnen.

(Im Buch verteilt finden Sie noch sechs weitere Farbseiten – Seiten für Ihre Farbgedichte. Wann immer Sie Lust haben, vielleicht dann, wenn eine bestimmte Farbe Sie anspricht – oder ganz besonders abstößt –, sind Sie eingeladen, ein Gedicht in die Farbe zu schreiben. Vergleichen Sie Ihre farbigen Gedichte – wie sehr haben Sie sich auf die unterschiedlichen Schwingungen einlassen können? Gab es eine Farbschwingung, die Ihnen näher war; eine andere, die Ihnen eher fremd ist? Wie hat die Farbe das von Ihnen Geschriebene schließlich beeinflusst?)

Teil II
Vertiefen und Verdichten von Erleben

Spiel mit den Farbkarten

Marion Bugelnig-Berger

Farben können inspirieren, sie können Ihre Stimmung beeinflussen, sie können anregend, grell, bunt oder fahl sein. Farben können guttun und beruhigend wirken. Die Farbe der Kleidung kann Sie frisch oder blass aussehen lassen. Farben haben heilende Wirkung oder können überfordern. Tauchen Sie durch diese Übung in die Welt der Farben ein.

Erfahrungsebene: Sensibilisierung für Farben, Stärken fördern, Selbstwert stärken, achtsamer Umgang mit Ihren Gefühlen

Material: Acrylfarben, Papier (A3 oder A2), farbiges Kartonpapier, Schere

 2 Stunden Schwierigkeitsgrad: II Personen: oder 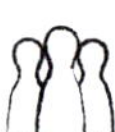

Einstimmung

Schneiden Sie acht unterschiedliche Farbkarten aus Kartonpapier aus (Größe A5). Legen Sie die Farbkarten in den Farben Rot, Blau, Gelb, Grün, Schwarz, Weiß, Grau und Gold in einem Kreis auf dem Tisch auf und lassen Sie die Farben auf sich wirken. Wählen Sie aus dem Kartensortiment drei Farbkarten, die Ihnen jetzt guttun.

Gestaltungsphase

Nehmen Sie sich ein Blatt Papier und gehen Sie mit drei Farben Ihrer Wahl in die Gestaltung. Acrylfarben eignen sich dazu sehr gut. Die drei Farben können einander begegnen, sie können sich überlagern, sie können auf Distanz gehen. Alles ist möglich. Wenn Sie ergänzende Farben brauchen, ist das auch möglich. Probieren Sie Varianten aus, lassen Sie sich ein auf ein Farbenspiel, das Bekanntes oder Unbekanntes hervorrufen kann.

Schlussbetrachtung

Wenn Sie mit der Gestaltung fertig sind, können Sie die folgenden Fragen über die Bildbetrachtung durchlesen und schriftlich beantworten:
Was können Sie durch die Wirkung der Farben über sich selber herausfinden? Wie ist es Ihnen gelungen, die Farben zueinander in Beziehung zu setzen? Wie sind Sie mit den Farben umgegangen? Haben Sie viel Farbe genommen, dick und kräftig aufgetragen, oder haben Sie sehr wässrig und zart gemalt? Wie sind Sie mit dem Blatt Papier umgegangen? Ist das Bild bis zum Blattrand ausgemalt oder gibt es noch viel weiße Fläche? In welchem Verhältnis haben Sie die Farben im Bild aufgetragen? Gibt es eine dominierende Farbe oder sind alle Farben gleich verteilt? Was gefällt Ihnen an Ihrem Bild?

Versuchen Sie zum Abschluss Ihrer Betrachtung einen Titel für Ihre Arbeit zu finden. Ihr Titel kann ein Satz sein, eine Frage, eine Lied- oder Gedichtzeile oder auch nur ein einziges Wort, das Ihnen spontan einfällt.

Varianten

Nehmen Sie sich eine Farbe, die Ihnen guttut. Wählen Sie eine Farbe und versuchen Sie so viele Farbnuancen wie möglich herauszumischen – Thema: „Eine helle Farbe versteckt sich hinter einer dunklen Farbe". Nehmen Sie kalte Farben – Farben mit einem Blauton: alle blauen Farben, kühles Rot, kühles Gelb. Malen Sie dazu einen „Farbentanz". Wählen Sie warme Farben – alle Farben mit einem Rotton mischen: ein warmes Rot, ein warmes Gelb, ein warmes Blau.

Was sagt die Farbe zur Schrift?

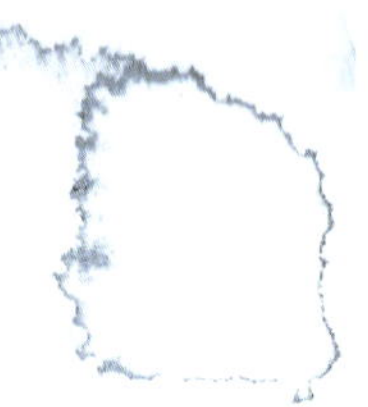

Marion Bugelnig-Berger

Wer grün oder auch gelb vor Neid wird, der wird so neidisch, dass das Gefühl eine körperliche Reaktion auslöst, die die Gesichtsfarbe verändert. „Gelb" bzw. „grün" ist dabei nicht wörtlich zu nehmen, sondern unterstreicht nur die Heftigkeit des Gefühls.

Im deutschen Sprachraum gibt es zu allen Farben Redewendungen. Einige davon verwenden Sie vielleicht selbst im Alltag, ohne dass es Ihnen bewusst ist.

Erfahrungsebene: sich auf etwas Neues einlassen, Kreativität zulassen, Sensibilität wahrnehmen, Selbstwert erfahren

Material: Acrylfarben, Tusche und Feder oder verschiedene Stifte, Papier, Pinsel, Wasser

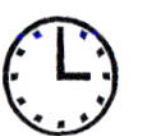 2 Stunden Schwierigkeitsgrad: Personen: oder 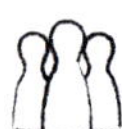

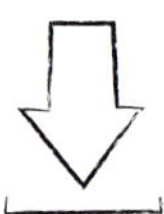

Lesen Sie sich die Redewendungen zu den verschiedenen Farben durch (siehe Anhang, S. 197).

Wählen Sie die Redensart, die Ihnen am meisten zusagt, und gehen Sie damit in die Gestaltung. Die Aufgabenstellung lautet: „Was sagt die Farbe zur Schrift?" Kombinieren Sie Farbflächen mit Geschriebenem.

Sie können mit dem Malen beginnen und anschließend schreiben. Probieren Sie einiges aus. Sie können auch unleserlich schreiben, sehr eng oder sehr groß. Verwenden Sie dazu unterschiedliche Pinselbreiten. Es kann über Gemaltes geschrieben werden oder über Geschriebenes gemalt. Gehen Sie spielerisch mit dem Thema um.

Bildbetrachtung

Ist Ihr Bild fertig, nehmen Sie sich Zeit, es genau anzusehen. Sie können das Bild aufhängen und aus der Distanz betrachten. Was sehen Sie? Was hat diese Redewendung mit Ihnen zu tun? Wie ist die Schrift mit der Farbe in Kontakt gekommen? Gibt es Berührungspunkte? In welcher Reihenfolge haben Sie die Dinge aufs Papier gebracht? Können Sie sich erinnern, in welchem Rhythmus Ihre Arbeit entstanden ist? Haben Sie schnell gearbeitet oder waren Sie eher langsam und konzentriert? Es darf alles sein – nehmen Sie es einfach wahr.

Versuchen Sie zum Abschluss Ihrer Betrachtung einen Titel für Ihre Arbeit zu finden. Ihr Titel kann ein Satz sein, eine Frage, eine Lied- oder Gedichtzeile oder auch nur ein einziges Wort, das Ihnen spontan einfällt.

Varianten

Wählen Sie zwei Redensarten über Farben aus: eine, die in Ihnen ein positives Gefühl auslöst, und eine, die ein eher negatives Gefühl in Ihnen hervorruft. Lassen Sie die beiden Gefühle auf einem Blatt miteinander in Kontakt kommen.

Wählen Sie eine Redensart, die Sie gar nicht mögen, und nähern Sie sich dem Thema schriftlich auf einem A3-Blatt, indem Sie mit großen Buchstaben malen. Sie können mit einem breiten Pinsel Wörter hervorheben, die Sie besonders ansprechen. Spielen Sie mit den Buchstaben, mit den Zwischenräumen, mit den Größenverhältnissen. Sie können die Arbeit in Schwarz-Weiß oder in der Farbe, die die Redensart beschreibt, gestalten. Reflektieren Sie anschließend, wie Sie mit „unangenehmen" Themen umgehen. Beobachten Sie nach der Gestaltung, ob sich die Redensart für Sie verändert hat. Wie gehen Sie mit „Anteilen in Ihnen" um, die Sie nicht mögen? Diese Übung bietet ein breites Feld, sich darin zu üben.

Blaue Fotos

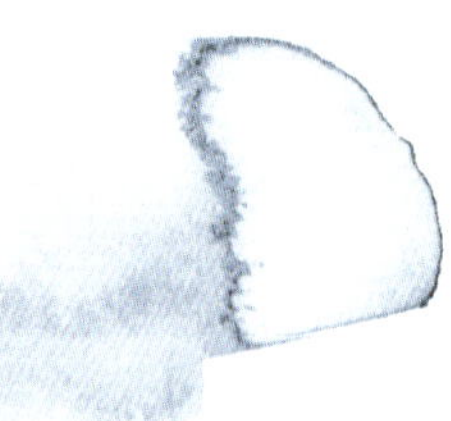

Marion Bugelnig-Berger

Blau ist die Farbe des Himmels, des Wassers, des Meeres. Sie steht für Ruhe, Vertrauen, Pflichttreue, Schönheit und Sehnsucht. Sie kann aber auch Traumtänzerei, Nachlässigkeit oder Melancholie bedeuten. Das ist nur ein Auszug des Wirkungsbereiches der Farbe Blau. Mehr können Sie zum Beispiel im Buch „Das Rätsel Farbe. Materie und Mythos" von Margarete Bruns (Reclam, 2006) nachlesen.

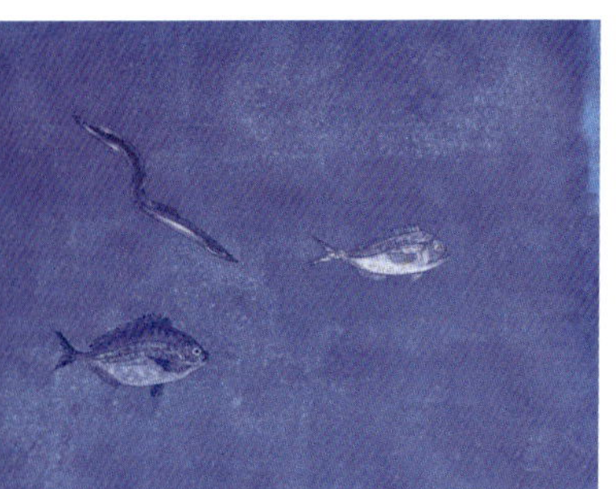

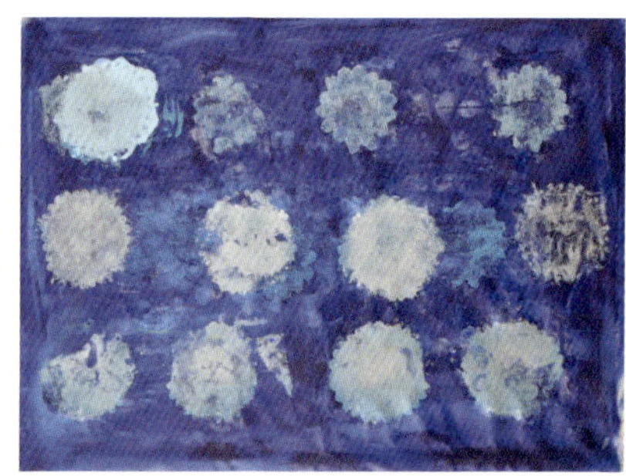

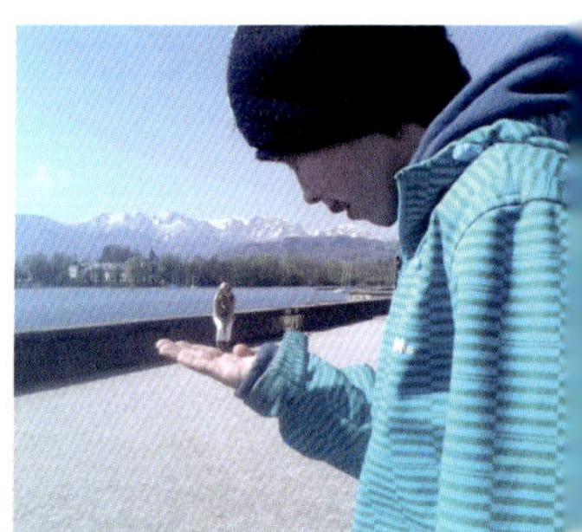

Erfahrungsebene: Achtsamkeit durch genaues Wahrnehmen, Sich-Einlassen auf etwas Neues, die „Seele baumeln lassen"

Material: Acrylfarben, Pinsel, Papier

 1 Stunde Schwierigkeitsgrad: || Personen: 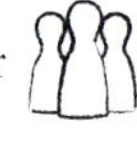

Einstimmung

Lassen Sie sich von den Farbimpressionen inspirieren. (Weitere Fotos finden Sie in den Downloads.) Wenn Sie alle Fotos angesehen haben, versuchen Sie ein Foto herauszufiltern, das Sie besonders anspricht. Schauen Sie es drei Minuten lang an. Versuchen Sie herauszufinden, was Sie an diesem Bild fasziniert. Was hat dieses Foto mit Ihnen zu tun?

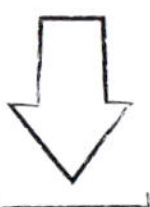

Gestaltungsphase

Nehmen Sie die Stimmung als Inspiration für Ihre malerische Gestaltung. Versuchen Sie nicht, das Foto abzuzeichnen (Sie können es weglegen). Die Atmosphäre des Fotos ist von Bedeutung. Es kann auch ein Detail aus dem Foto zur Gestaltung anregen. Lassen Sie den Pinsel über das Blatt gleiten. Versuchen Sie viele Farbnuancen zu mischen. Spielen Sie mit Ihrer Gestaltung.

Schlussbetrachtung

Lassen Sie das Bild eine Weile auf sich wirken. Wie erleben Sie jetzt die Farbe Blau? Was hat sich verändert? Welche Erkenntnis nehmen Sie aus Ihrer Gestaltung mit? Finden Sie einen Titel für Ihre Arbeit.

Varianten

Sie können drei blaue Fotos auswählen, die Sie inspirieren. Diese können Sie kopieren und anschließend zerschneiden und zu einer Collage gestalten. Das Bild kann durch Fotos aus Illustrierten erweitert werden.

Wählen Sie Ihre Lieblingsfarbe aus und versuchen Sie, Fotos dazu zu machen. Sie können Obst, Gegenstände oder auch Landschaften fotografieren. Fündig werden Sie vielleicht auch in Ihrem Fotoarchiv. Stellen Sie eine Collage zusammen.

Diese Übung können Sie mit allen Farben machen.

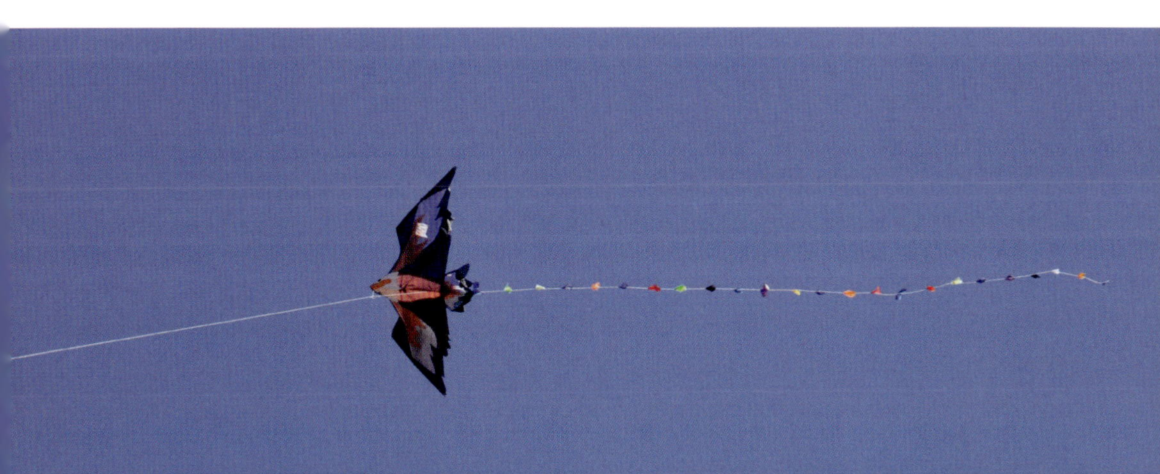

Himmelsbilder – ein Wochenend-Jahres-Fotobuch

Siegrid Jamnig

Manchmal tut es gut, den Blick einfach zu heben.

Erfahrungsebene: den Blick heben

Material: ein Smartphone mit Fotofunktion, ein leeres Buch, ein Stift

 so viel Sie sich nehmen wollen Schwierigkeitsgrad: I bis II

Personen: oder allein im Austausch mit Freund:innen

Im Grunde haben Erzählungen eines jungen Rollstuhlfahrers und einer alten Dame mit Rückenproblemen mich zum Entwickeln dieser Übung angeregt. Der Blick beider war meist auf die Bewältigung der Alltagssituation nach vorn und auf den Boden ausgerichtet. Im gemeinsamen Erproben hat die Übung Achtsamkeit für wenig Bemerktes geweckt und Freude bereitet ...

Der schnelle Blick

Was auch immer Sie an Ihren Wochenenden tun: Schauen Sie doch hin und wieder „nach oben". Nehmen Sie Ihr Handy zur Hand und fotografieren Sie – ohne lange zu überlegen.

Der zweite, achtsame Blick – eine Perspektive

Betrachten Sie anschließend den Himmel und das, was sich am Himmel zeigt. Welche Farbe hat der Himmel heute? Was erkenne ich im Nach-oben-Schauen? Was verbinde ich damit? Wozu fordert mich dieses Nach-oben-Schauen auf? Gibt es noch andere Betrachtungsmöglichkeiten? Riechen? Hören? ... Riskieren Sie auch einen Rundumblick ...

Notieren Sie sich Ihre Stimmung, Ihre Gedanken mit Datum in Ihr Heft – kurz oder ausführlich. Vielleicht sind auch ein paar Wünsche dabei – Gestimmtheiten und Gedanken, die Ihnen ein Stück „Himmel auf Erden" näher bringen ... Gestimmtheiten und Gedanken, die durch das Innehalten und durch den Rundumblick auftauchen.

Lassen Sie dann eine Seite in Ihrem Buch frei, bevor Sie an einem nächsten Wochenende wieder Ihren Blick heben, fotografieren und Ihre Gedanken notieren.

Eine weitere Perspektive

Einmal pro Quartal drucken Sie Ihre Himmelsbilder aus und geben sie in die Leerräume Ihres Buchs. Nehmen Sie sich nun Zeit, um Ihre schnellen Bildblicke mit Ihren damaligen Gedanken, mit Ihren damaligen Wünschen zu verbinden. Vielleicht macht es einfach nur Freude – vielleicht führt es zum Handeln ...

In dir

Über dir
Sonne Mond und Sterne.
Hinter ihnen
unendliche Welten.
Hinter dem Himmel
unendliche Himmel.
Über dir
was deine Augen sehen.
In dir alles Sichtbare
und
das unendlich Unsichtbare

Rose Ausländer

Lebenslinien

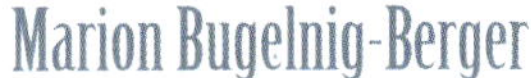

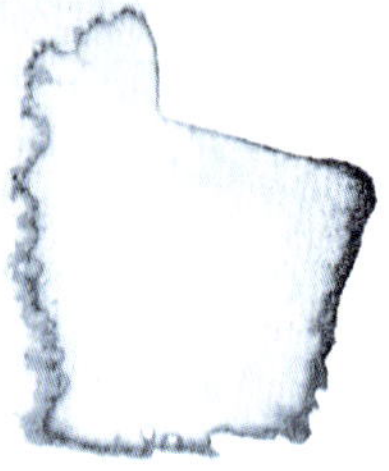

Wenn Sie Ihre Handinnenflächen betrachten, offenbart sich eine einzigartige Landschaft aus Fältchen, Furchen und feinsten Linien. Unterschiedlichste Muster, manchmal regelmäßig, manchmal durchkreuzt von kleinen Inseln, Wellen oder Haken, sind zu entdecken. Jeder Fingerabdruck ist anders und ein unverwechselbares Mittel, um einen Menschen wiederzuerkennen. In dieser Übung schenken Sie besonderen Linien Ihre Aufmerksamkeit.

Erfahrungsebene: Konzentration durch genaues Hinsehen, andere Sichtweisen ausprobieren
Material: Papier, Acrylfarbe oder Fingerfarbe, Stifte, Schere, Kleber

 2 Stunden Schwierigkeitsgrad: 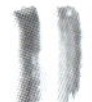 Personen: 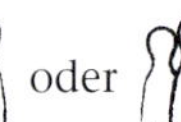 oder 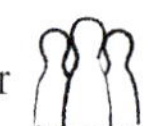

In dieser Übung gehen Sie auf die Suche nach Linien – Linien, die gerade verlaufen, Linien, die sich kreuzen, Linien, die stark sind, oder Linien, die sehr zart und fein verlaufen. Betrachten Sie dazu ganz genau Ihre Hände, die Handinnen- und -außenflächen, die Fingerkuppen und den Daumen. Wie verläuft Ihre Lebenslinie? Haben Sie stark gefurchte oder sehr kleine, feine Linien auf Ihren Händen? Sie können anschließend Ihre Füße genau betrachten. Was macht sie einzigartig? Seien Sie aufmerksam – das kann nur dann geschehen, wenn Sie bei sich sind, wenn Sie achtsam sind.

Bemalen Sie Ihre Handinnenfläche recht zügig, sodass die Farbe nicht eintrocknen kann, und machen Sie damit Abdrucke aufs Papier. Variieren Sie die Farben und experimentieren Sie mit der Handstellung. Sie können die gesamte Hand oder einzelne Finger abdrucken oder auch die Hand zu einer Faust ballen, wobei der untere Teil der Hand bemalt und dann abgedruckt wird. Experimentieren Sie.

Wenn Sie genug Abdrücke gemacht haben, schneiden Sie die abgedruckten Teile aus und machen Sie daraus eine neue Gestaltung. Legen Sie dazu die ausgeschnittenen Teile auf ein neues Blatt Papier und überlegen Sie sich, wie Sie die Einzelteile verbinden können, um ein neues Gesamtbild zu erzielen. Sie können damit eine neue Struktur entwickeln. Überlegen Sie, was Sie mit der Gestaltung erreichen wollen. Mit dem Kleber fixieren Sie die Teile. Wenn Sie wollen, können Sie auf der Collage mit Stiften weiterarbeiten, um ein Ganzes zu schaffen.

Lassen Sie das Ergebnis eine Weile auf sich wirken. Wie ist es Ihnen bei der Gestaltung ergangen? Kennen Sie Situationen in Ihrem Leben, in denen Sie Dinge miteinander verbinden oder in denen Sie Kontakte schließen und ausgleichend agieren? Gab es Teile, die nicht in Ihr Bild passten? Wie sind Sie damit umgegangen? Gab es zu viel oder zu wenig Einzelteile zum Aufkleben? Kennen Sie das aus Ihrem Leben? Frustrationserlebnisse, Widerstand, Freude ...? Welche Erkenntnisse können Sie aus der Gestaltung mitnehmen?

Variante

Sie könnten Ihre bemalte Hand fotografieren: Wählen Sie dazu ungewöhnliche und spannende Ausschnitte. Experimentieren Sie mit Details oder mit der Perspektive. Verwenden Sie beim Fotografieren einen weißen Unter- und Hintergrund.

Farbtage

Alexandra Reis

Experimentieren Sie mit Farbe und Nahrung!

Nahrung und Farbe beeinflussen unsere Stimmung, Energie, Konzentration und unser Wohlgefühl. Jede Farbe hat eine bestimmte Frequenz. Intuitiv wählen wir (immer wieder) Farben zum Beispiel bei unserer Bekleidung oder unserem Interieur aus.

Erfahrungsebene: die Atmosphäre und Wirkung von Farben spüren

Material: Nahrungsmittel, Farben, Papier

1 Tag Schwierigkeitsgrad: Personen: oder

Welche Farbe fällt Ihnen spontan als Erstes ein? ______________________

Notieren Sie sich Lebensmittel in dieser Farbe: ______________________

Besitzen Sie Kleidungsstücke in dieser Farbe? Ziehen Sie diese am „Farbtag" an.

Datum für den Farbtag: ______________________

Besorgen Sie sich einen Tag davor die Lebensmittel.
Gestalten Sie etwas in der betreffenden Farbe – zum Beispiel eine Collage oder eine Installation von Gegenständen – und betrachten und/oder ergänzen Sie es während des Farbtages.
Zelebrieren Sie das Essen bewusst durch schönes Anrichten und behutsames Verarbeiten.

Am Ende dieses Tages notieren und reflektieren Sie, wie es Ihnen ergangen ist und was Sie erlebt haben.
Wenn Sie Lust und Laune haben, wählen Sie weitere Farben und Tage.

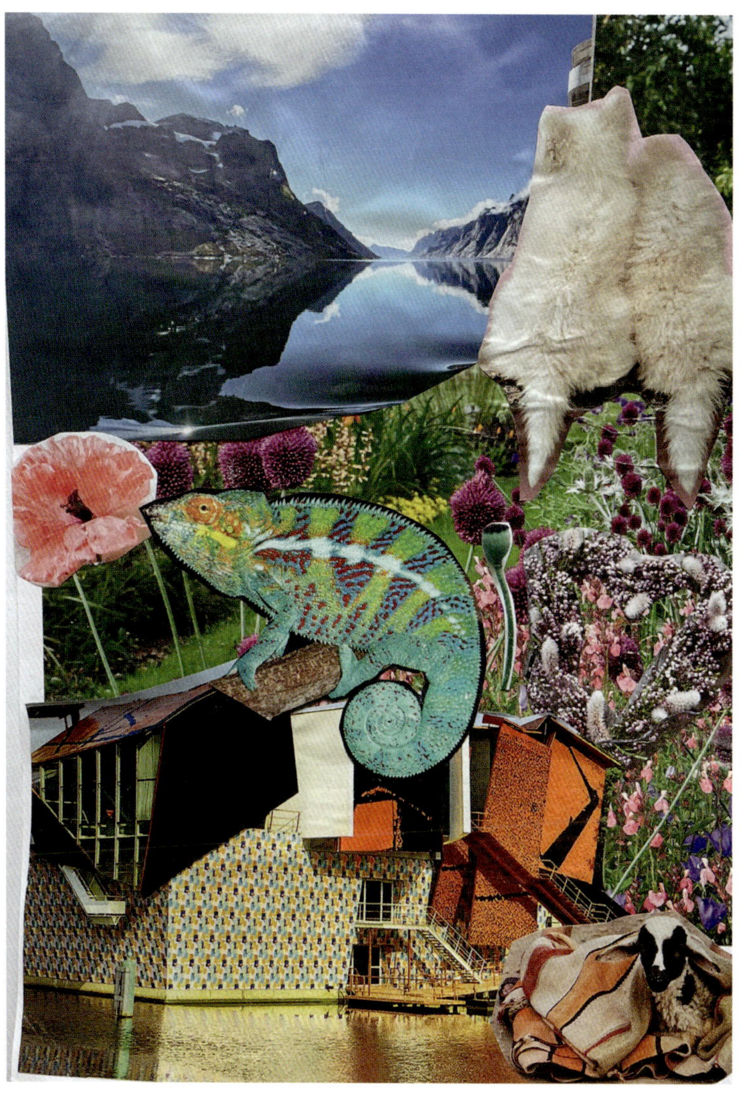

Farbgedicht 2

Marie-Theres Gallnbrunner

Erfahrungsebene: Hier geht es um lustvolles Eintauchen in eine Farbe und spielerisches Untersuchen der Wirkung dieser Farbschwingung auf Sie in diesem Moment.

Material: Stift

 10 Minuten Schwierigkeitsgrad: I

Wie wirkt diese Farbe auf Sie? Welche Assoziationen haben Sie dazu? Wie würden Sie diese Farbe nennen?

Die farbige Seite lädt Sie ein, ein Gedicht in sie hineinzuschreiben, zu kritzeln, zu zeichnen.

(Im Buch verteilt finden Sie noch sechs weitere Farbseiten – Seiten für Ihre Farbgedichte. Wann immer Sie Lust haben, vielleicht dann, wenn eine bestimmte Farbe Sie anspricht – oder ganz besonders abstößt –, sind Sie eingeladen, ein Gedicht in die Farbe zu schreiben. Vergleichen Sie Ihre farbigen Gedichte – wie sehr haben Sie sich auf die unterschiedlichen Schwingungen einlassen können? Gab es eine Farbschwingung, die Ihnen näher war; eine andere, die Ihnen eher fremd ist? Wie hat die Farbe das von Ihnen Geschriebene schließlich beeinflusst?)

Teil III
Mein Ich – wie zeigt es sich?

Flirten mit Formen und Figuren

Facetten-Reich

Isolde Schediwy

Was bedeutet denn „Form“ und warum könnte es spannend für Sie sein, mit geometrischen Grundformen spielerisch eine Beziehung einzugehen?

Form lässt sich zum Beispiel definieren als äußere Gestalt von Gegenständen oder als die Art und Weise, wie ein Inhalt gestaltet ist, oder die Art und Weise, wie etwas vorkommt oder verwirklicht ist, oder auch als gute körperliche Verfassung u. v. m.

Eine Form wird sichtbar durch ihre Trennlinien und Konturen, die das Innen vom Außen trennen. Sie hebt sich dadurch vom Hintergrund ab oder grenzt sich vom umgebenden Raum ab. Betrachter:innen erkennen die Form erst, wenn sie ihr eine Bedeutung geben. Dieser Prozess wird gespeist durch die eigene Lebenserfahrung, durch die kollektive Menschheitserfahrung sowie durch den kulturellen bzw. gesellschaftlichen Hintergrund.

In den folgenden Übungen können Sie mehr über Ihre Wesenswelt durch spielerischen, intuitiven Umgang mit geometrischen Grundformen erfahren. Neue Qualitäten/Aspekte von Ihnen tauchen durch das Einnehmen neuer Blickwinkel auf. Die Übungen sind aufeinander aufbauend konzipiert (vom Punkt ausgehend erobern Sie die Welt der Formen) – d. h., ist empfehlenswert, sie nacheinander auszuprobieren.

Am Anfang war der Punkt

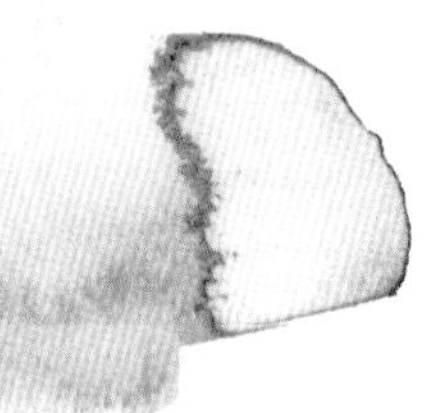

Isolde Schediwy

Philosophisch betrachtet ist ein Punkt, der mit Bleistift oder einem anderen Zeichenutensil auf ein Blatt Papier gesetzt wird, der ursprüngliche Moment des unschuldigen Seins ohne Absicht und Ziel – noch nichts wollend und doch die Zukunft in sich tragend.

Erfahrungsebene: Lassen Sie sich in der folgenden Übung verführen! Verführen von der Magie Ihres „springenden Punktes“ als Ausgangsort für Ihre Lebensspuren, für das Erkunden Ihres Lebensraumes. Spielerisch, absichtslos, frei im zeichnerischen Umgang eröffnen sich für Sie neue Erfahrungsräume.

Material: Bleistift, Buntstift/Filzstift, Ölkreiden, Zeichenpapier, Klebestreifen

 15 Minuten Schwierigkeitsgrad: 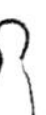 Personen:

Vor dem Beginnen fixieren Sie das Blatt Papier mit Klebestreifen an der Unterlage, sodass Sie ein Verrutschen des Blattes verhindern.

Setzen Sie nun nach Belieben einen Punkt auf das leere Blatt Papier. Nun nehmen Sie den Punkt und die ihn umgebende Fläche wahr. Streichen Sie mit den Fingern vom Punkt ausgehend über das Papier, über die leere Fläche. Atmen Sie dabei bewusst ein und aus. Dann setzen Sie Ihren Stift wieder auf den Punkt und schließen Ihre Augen. Geben Sie sich jetzt der Freude an der Bewegung mit geschlossenen Augen hin und lassen Sie den Stift über die Papieroberfläche gleiten. Sie bahnen sich Wege vom Punkt ausgehend in all die Richtungen, in die es die Hand zieht. Folgen Sie einfach Ihren Impulsen!

Bildbetrachtung

Vor dem Betrachten Ihres Bildes lösen Sie die Klebestreifen und lassen dann Ihren Blick über die gezeichneten Spuren schweifen. Dabei drehen Sie das Papier in alle Richtungen.
Wie war Ihre Reise im Hier und Jetzt?
Welche Stelle im Bild erregt Ihr Interesse? Was gefällt Ihnen dort, an diesem Ausschnitt in der Zukunft?
Inwieweit gibt es Assoziationen zu Gedanken, Gefühlen oder anderen Bildern?
Vielleicht haben Sie Lust, die eine oder andere Stelle mit Farbe auszumalen, noch mehr auszugestalten.
Machen Sie sich dazu ein paar Notizen, halten Sie in Kürze die wichtigsten Erkenntnisse, Gedanken und Gefühle in Ihrem Kunsttherapie-Tagebuch fest und geben Sie dem Bild einen Namen.

Variante „Nobody is perfect"

Machen Sie die Übung wie oben beschrieben mit Ihrer weniger dominanten Hand, mit beiden Händen gleichzeitig oder mit Ihren Füßen – probieren Sie einfach aus.

Beim Betrachten Ihrer Zeichenspuren setzen Sie die beim Zeichnen gemachten Erfahrungen in Beziehung zu Erfahrungen, die Sie in Situationen gemacht haben, in denen Sie sich anpassen, flexibel reagieren oder improvisieren oder auf etwas verzichten mussten. Nicht immer erfüllen sich unsere Erwartungen – wir können aber versuchen, im nicht so optimalen Ergebnis die Fülle bzw. neue Möglichkeiten zu entdecken.

Machen Sie sich Notizen in Ihr persönliches Kunsttherapie-Tagebuch und halten Sie wichtige Gedanken und Erkenntnisse fest.

Im Wandel

Isolde Schediwy

Wachstum im Wandel setzt ein grundsätzliches Ja zur Veränderung voraus. Der erste Schritt ist der schwierigste. Das Weitergehen bringt neue Dynamik ins Leben und jeder Schritt birgt Vertrauen und Mut in sich. Die Bewegung aus der Mitte heraus fördert Entfaltung, Wachstum und schenkt Raum für Neues.

Beim Zeichnen einer Spirale entsteht ein bewegtes Bild – Ausbreitung in die Welt hinaus wie auch Bei-sich-Einkehren sind möglich, je nachdem, ob Sie die kreisförmige Bewegung von innen nach außen gestalten (Entfaltung in die Welt, Zukunft) oder von außen nach innen (zurück zum Ursprung, in die Mitte, zur Ruhe kommen).

Erfahrungsebene: sich mit dem Wandel beschäftigen

Material: Bleistift, Farbstifte oder was gerade zur Verfügung steht, Papier (beliebige Größe), Klebestreifen zum Fixieren des Blattes auf dem Untergrund

 ca. 30 Minuten Schwierigkeitsgrad: I Personen: 

Experimentieren Sie mit den Spiralbewegungen – sowohl von der Mitte heraus als auch von außen in die Mitte zeichnend/links oder rechts drehend/mit offenen oder geschlossenen Augen. Hier bieten sich insbesondere Fingerfarben für die Förderung Ihrer taktilen Sinneswahrnehmung an. Probieren Sie auch verschiedene Papiergrößen und Farben aus und achten Sie auf das begleitende Gefühl oder Körperempfinden.

Bildbetrachtung

Erinnern Sie sich an die Dynamik des Zeichenprozesses und spüren Sie nach, wie Sie sich bei den beiden Bewegungen gefühlt haben. Wie war es für Sie, sich aus der Mitte nach außen zu entfalten und umgekehrt von außen ins Zentrum zurückzukehren? Bei welcher Bewegung haben Sie sich wohler gefühlt? Hat die

Größe des Blattes auch eine Rolle gespielt? Welche unterschiedlichen Erlebnisse gab es? Machen Sie sich Notizen in Ihr Kunsttherapie-Tagebuch und experimentieren Sie immer wieder mit der Spiralbewegung.

Varianten

Material zum Legen: Knöpfe, Perlen, Bohnen etc. (was gerade zur Verfügung steht)

Naturmaterialien: Steine, Blätter, Ästchen, Kastanien, Muscheln etc.

Mit diesen Materialien lassen sich auch spiralförmige Bilder legen – je nach Gegenstand in der Natur oder zu Hause auf dem Boden oder auf dem Tisch auflegen.

Mit dem Körper/mit Bewegung: Legen Sie einen spiralförmigen Weg in der Natur. Dann erproben Sie, von außen in die Mitte zu gehen, in der Mitte angekommen zu sein, sich mit geschlossenen Augen je nach Außenbedingungen in die Mitte zu setzen, zu knien oder zu stellen und das Zentrum in sich aufzunehmen. Dann machen Sie sich wieder auf den Weg nach außen (wenn Sie wollen, mit ausgebreiteten Armen) und erleben Sie bewusst das Hinausschreiten in die „Welt“.

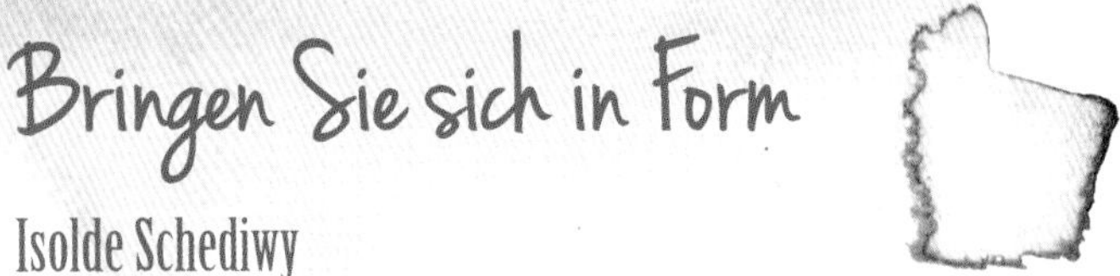

Bringen Sie sich in Form

Isolde Schediwy

In der nachstehenden Übung werden Sie sich zunächst einmal mit den geometrischen Grundformen wie dem Rechteck, dem Dreieck und dem Kreis beschäftigen, indem Sie sich bewusst machen, wie sich diese Grundformen beim Ausschneiden aus Karton und wie sich die Zuschnitte beim Greifen und Tasten mit den Fingern anfühlen. Vielleicht gibt es in dieser Phase schon Assoziationen oder Erinnerungen. Beim anschließenden Ausgestalten vertiefen Sie Ihre „Formensprache“ durch Ihren ureigenen Ausdruck und werden sich selbst bewusster.

Erfahrungsebene: den Qualitäten der Formen nachspüren, unbewusste Energie ausdrücken

Material: Bleistift, verschiedene Farbstiftarten, Lineal, Schere, Klebstoff, kreisförmige Schablone (kleiner Teller etc.), Zeichenpapier oder Kartonpapier

ca. 1 Stunde Schwierigkeitsgrad: Personen:

Erkunden der Formen

Je nach Lust und Laune ist sowohl das Arbeiten an einem Tisch als auch auf dem Boden möglich. Setzen Sie sich bequem hin und beginnen Sie mit dem Lineal und der kreisförmigen Schablone geometrische Grundformen wie Rechteck, Dreieck und Kreis in verschiedenen Größen auf ein Kartonpapier zu zeichnen und dann zuzuschneiden.

Danach legen Sie die ausgeschnittenen Formen vor sich auf einen neutralen Untergrund oder ein großes weißes Zeichenpapier. Bei geschlossenen Augen untersuchen Sie nun die Formen in den unterschiedlichen Größen mit Ihren Händen. Lassen Sie Ihre Finger über die Flächen bzw. Kanten der Schnittteile gleiten. Wenn Sie mögen, nehmen Sie die Formen dabei auch in die Hände; spüren Sie die Oberfläche der Form. Achten Sie zwischendurch immer wieder auf Veränderungen im Wahrnehmen, darauf, ob es Reaktionen im Körper gibt und wie unterschiedlich sich die Formen anfühlen. Fragen Sie sich, welche Form Ihr besonderes Interesse geweckt hat. Welche Form hat Sie überrascht, welche fühlte sich anders an, als Sie dachten?

Formen, Farben und Vielfalt

Nun geht es um die Form, die Sie am meisten angezogen hat, mit der Sie sich am meisten beschäftigt haben. Welche ersten Impulse zum Gestalten steigen auf? Gibt es Assoziationen aus Ihrem Leben zu der Form oder Erinnerungen in Bezug auf diese Form? Lassen Sie sich von den ersten Impulsen, auftauchend aus dem Zentrum Ihrer inneren Welt, führen und beginnen Sie Ihr Bild zu gestalten.

Bildbetrachtung

Auch bei dieser Übung empfiehlt es sich, Ihr Bild zunächst auf sich wirken zu lassen und sich dabei Zeit zu nehmen.
Wie kommt es Ihnen entgegen?
Was macht das mit Ihnen, wie fühlt sich das in Ihrem Körper an?
Welche Stelle in Ihrem Bild weckt Ihr Interesse? Was ist das Besondere daran?

Machen Sie sich dazu Notizen und versuchen Sie herauszufinden, was Sie an der gewählten Form so interessant gefunden haben, warum Sie sie ausgewählt haben.

Welche Eigenschaften bzw. Qualitäten besitzt diese Form für Sie, was macht sie aus, was assoziieren Sie mit ihr?

Danach gehen Sie mit diesen Notizen noch einmal in Dialog mit Ihrem Bild: Finden Sie heraus, ob es in Ihrem Bild Stellen oder Flächen gibt, die etwas mit diesen Gedanken zu tun haben könnten. Stellen Sie sich die Frage, was das alles mit *Ihnen* zu tun haben könnte. Vielleicht entdecken Sie in Vergessenheit Geratenes, Vertrautes oder Qualitäten, die Sie nun liebevoll begrüßen und in Ihr tägliches Tun integrieren können.

Zum Schluss geben Sie Ihrer Gestaltung eine passende Benennung zum Verankern des Prozesses, notieren sich diese auf der Rückseite Ihrer Zeichnung und die für Sie wesentlichen Erfahrungen in Ihrem Kunsttherapie-Tagebuch.

In der Ruhe liegt die Kraft oder: im Chaos Ordnung finden

Marion Bugelnig-Berger, Isolde Schediwy

Manche Menschen sehnen sich nach mehr Struktur und Ruhe in ihrem Leben. Andere wiederum wünschen sich mehr Abwechslung und Abenteuer in ihrer täglichen Routine. Für beide Bedürfnisse eignen sich die nachfolgenden Übungen, die Ihnen sowohl Angebote für das Experimentieren mit Musterunterbrechungen als auch mit strukturgebendem Gestalten machen. Und die spannende Frage kommt auf, ob es vielleicht noch etwas zwischen Chaos und Struktur gibt. Und ob das „Dazwischen" vielleicht mit der einen oder anderen Überraschung aufwartet.

In den Übungen arbeiten Sie wieder mit den einfachen Grundformen wie dem Kreis, dem Dreieck oder dem Quadrat, wobei die Anleitungen anhand des Quadrates beschrieben sind, aber selbstverständlich auch mit den anderen beiden Formen durchgeführt werden können. Es kann auch mit unterschiedlichen Größen oder Farben gearbeitet werden.

> *Das Quadrat mit seinen vier rechten Winkeln, seinem Gleichmaß in Länge und Breite bildet eine ruhende, statische, adynamische Figur. Es hat im Vergleich zum Kreis etwas Hartes, Kantiges. Insofern hat es auch etwas sehr Konkretes, Festes und Fundamentales. Als Ruhendes lädt es dazu ein, sich in ihm niederzulassen.*
>
> Ingrid Riedel, „Formen"

Bevor Sie sich auf die Übung einlassen, fragen Sie sich selbst, was Ihnen alles zur Form des Quadrates einfällt: Wo kommt die Form in der Umwelt vor? Wie fühlt sich der Raum an, wenn Sie um eine quadratische Fläche eine Grenze (Zaun, Steine …) ziehen? Welche Qualitäten fallen Ihnen dazu ein? Welche Assoziationen fallen Ihnen in Bezug auf Ihr Leben und Tun ein?

Erfahrungsebene: Struktur, Chaos und was dazwischen liegt

Material: Kartonpapier in Schwarz, Papier in Weiß (DIN A3), Schere, Kartonpapier in Weiß, Papier in Schwarz (DIN A3)

 1 Stunde Schwierigkeitsgrad: Personen:

Aus einfachen Formen lassen sich viele Muster entwickeln.

Schneiden Sie aus dem schwarzen Kartonpapier ca. 10 bis 30 Quadrate derselben Größe aus. Legen Sie nun die Formen auf ein weißes Blatt und versuchen Sie, ein Muster zu legen. Sie werden staunen, wie viele Musterungen und neue Formrhythmen entstehen können. Achten Sie auf die Zwischenräume. Wie groß ist der Abstand von einem Quadrat zum nächsten? Wichtig ist, dass Sie den Rhythmus einhalten. Spielen Sie mit den Zwischenräumen. Variieren Sie, experimentieren Sie! Wenn Sie Lust haben, können Sie die Quadrate mehrmals hintereinander in verschiedener Art und Weise auflegen oder auch mehrmals am Tag oder immer wieder zwischendurch.

Diese Übung kann variiert werden, indem Sie auch Quadrate aus dem weißen Kartonpapier ausschneiden und sie auf ein schwarzes Blatt legen und anordnen.

Bildbetrachtung

Nehmen Sie sich Zeit und nehmen Sie das Muster und die wiederholte Struktur in sich auf. Wie ist es Ihnen beim Tun, beim Muster-Unterbrechen, beim Muster-neu-Anordnen ergangen?

Richten Sie Ihren Blick dabei auch auf die entstandenen Zwischenräume. Wie kommen Ihnen diese Flächen „dazwischen" entgegen? Wozu regen sie Sie an? Atmen Sie bewusst ein und aus. Im „Dazwischen" kann vieles möglich werden: erweiterter Raum, Ruhe, anregende Gedanken und Gefühle, in der Klarheit und Einfachheit der erscheinenden Form taucht vielleicht Neues bzw. Wesentliches auf …

Spielen Sie mit neuen Mustern und achten Sie auf Ihre rhythmische Bewegung und Bewegtheit durch das erneute Auflegen der Formen. Machen Sie sich Notizen und überprüfen Sie diese nach einer gewissen Zeit. Vielleicht sind Veränderungen in Bezug auf die aufgezeichneten Qualitäten oder Gedanken von damals entstanden.

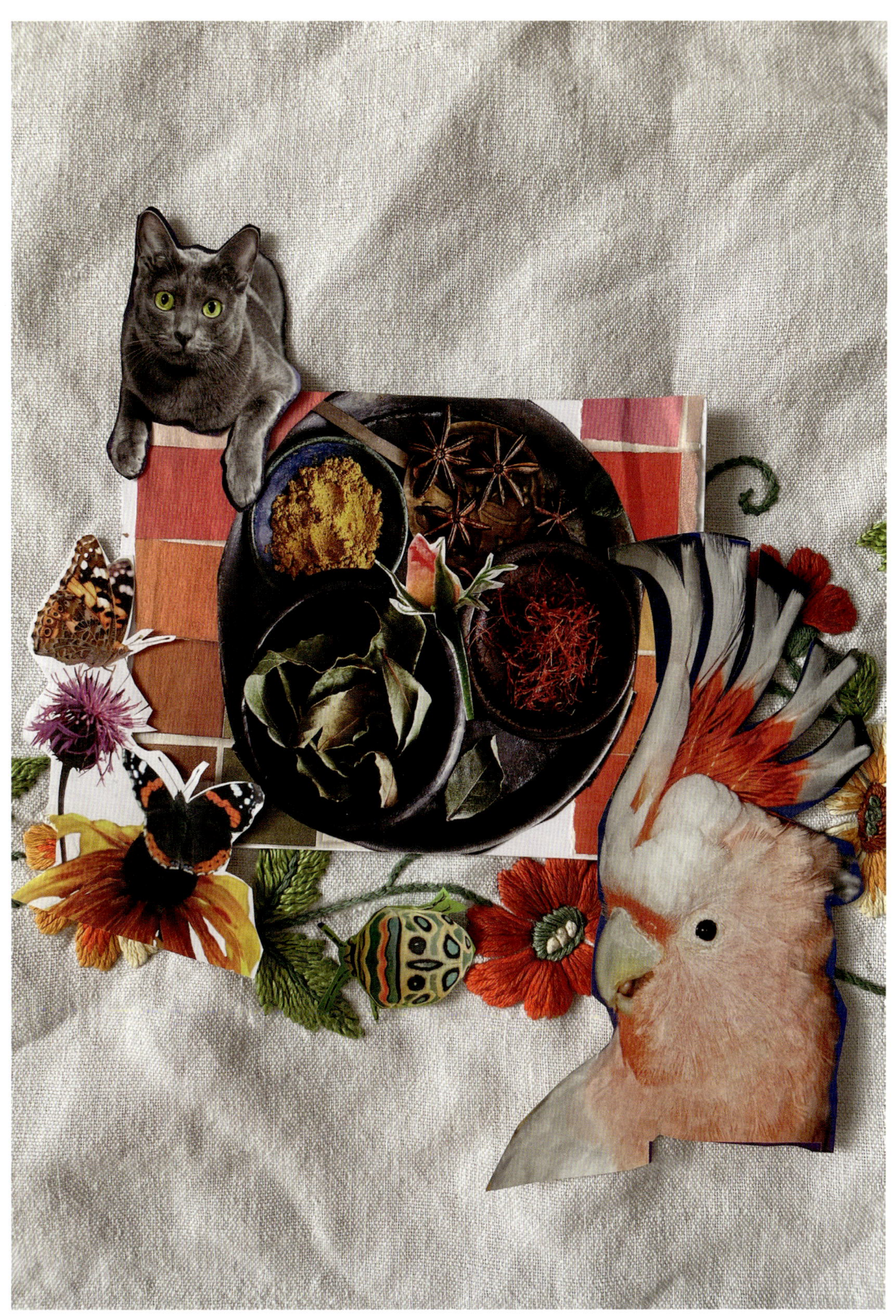

Farbgedicht 3

Marie-Theres Gallnbrunner

Erfahrungsebene: Hier geht es um lustvolles Eintauchen in eine Farbe und spielerisches Untersuchen der Wirkung dieser Farbschwingung auf Sie in diesem Moment.

Material: Stift

 10 Minuten Schwierigkeitsgrad: I

Wie wirkt diese Farbe auf Sie? Welche Assoziationen haben Sie dazu? Wie würden Sie diese Farbe nennen?

Die farbige Seite lädt Sie ein, ein Gedicht in sie hineinzuschreiben, zu kritzeln, zu zeichnen.

(Im Buch verteilt finden Sie noch sechs weitere Farbseiten – Seiten für Ihre Farbgedichte. Wann immer Sie Lust haben, vielleicht dann, wenn eine bestimmte Farbe Sie anspricht – oder ganz besonders abstößt –, sind Sie eingeladen, ein Gedicht in die Farbe zu schreiben. Vergleichen Sie Ihre farbigen Gedichte – wie sehr haben Sie sich auf die unterschiedlichen Schwingungen einlassen können? Gab es eine Farbschwingung, die Ihnen näher war; eine andere, die Ihnen eher fremd ist? Wie hat die Farbe das von Ihnen Geschriebene schließlich beeinflusst?)

Teil IV

Atmen – Kunst – ein Sprechen und Hören

Flüstern

Marie-Theres Gallnbrunner

Erfahrungsebene: Mit dieser Übung möchte ich Sie einladen, Dinge zu sagen, die nur flüsternd ausgesprochen werden können. Und den Körpergefühlen nachzuspüren, die dabei entstehen. Und dazu dem, was durch das Aussprechen, Ausflüstern und das dadurch sensibilisierte Hören auf den eigenen Körper wahrgenommen wurde, Gestalt zu verleihen. Hier werden die Wechselwirkungen untersucht zwischen Gefühl – Ausdruck – Scham – Freude – Stimme – Körpergefühl. Durch das Flüstern passiert das in aller Sanftheit.

Material: Papier (darf klein oder größer sein), Aquarellfarben (= das farblich-materielle Äquivalent des Flüsterns), Wasser, Pinsel

 20 Minuten Schwierigkeitsgrad: Personen: 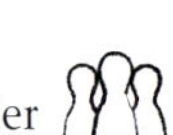

Manche Dinge kann man nur flüsternd aussprechen. Diese Dinge sind oft schambesetzt oder wir gestehen uns große Traurigkeit ein, ein Verletztsein; vielleicht auch, dass wir gerade der glücklichste Mensch der Welt sind – manchmal kann auch große Freude nur flüsternd gesagt werden. Vielleicht, dass wir verliebt sind … Vielleicht, dass wir gerade richtig stolz auf uns sind. Vielleicht eine Angst, die groß ist oder die uns dumm erscheint. Vielleicht ein Gefühl, das nie Platz hat, vielleicht eine Begierde, derer wir uns schämen.

Gestalten Sie sich Ihren Flüsterplatz extra-wohlig, laden Sie das zu Flüsternde ein, bereiten Sie ihm den Raum, auf dass es sich eingeladen fühlt und sicher genug, um zu erscheinen: Vielleicht möchten Sie sich eine Kerze anzünden, das Licht dimmen, eine weiche Decke umhängen. Setzen Sie sich an einen Tisch, der leer sein sollte, bis auf das Blatt Papier, das vor Ihnen liegt, Aquarellfarben, Pinsel und Wasser.

Beginnen Sie: Flüstern Sie einen Satz, ein Wort. Lauschen Sie dem Ausgeflüsterten nach … Lauschen Sie in Ihren Körper hinein. Antwortet er? Gibt es eine Verspannung, ein Druckgefühl, eine Enge irgendwo? Atmen Sie ganz sanft in diese Bereiche, die eventuell schmerzen. Jedes Mal, wenn Sie ein Körpergefühl wahrnehmen, greifen Sie zum Pinsel, tauchen Sie ihn in die Ihnen passend erscheinende Farbe und lassen Sie dieses Körpergefühl auf das Papier fließen.

Flüstern Sie weiter. Niemand kann Sie hören. Und lauschen Sie wiederum dem Geflüsterten nach … Was verändert sich in Ihrem Körper? Wie fühlt sich Ihr Hals an? Wenn Sie möchten, legen Sie eine Hand auf eine Stelle im Körper, die gerade Liebe gebrauchen könnte.

Flüstern Sie, flüstern Sie weiter. Nehmen Sie parallel dazu Ihren Körper wahr. Wird etwas weicher, fließender?

Nach jedem Flüstern und jedem Lauschen schauen Sie, ob Sie mit dem Gefühlten eine Farbe, eine Geste verbinden wollen, und setzen Sie diese Geste, diese Farbe auf Papier. Dann flüstern Sie weiter, lauschen Sie wieder. Was sagt der Körper? Atmen Sie, vergessen Sie nicht zu atmen. In aller Sanftheit und Achtsamkeit wählen Sie wiederum eine Farbe, die dem Ausgeflüsterten nachspürt.

Fahren Sie fort mit Flüstern, Lauschen, Spüren, Atmen, Malen …

Betrachten Sie Ihr Bild: Was flüstert es Ihnen zurück? In welchen Farben malt es Ihre Welt? Wo ist es grell, wo ist es zart? Ist es fragmentiert oder ineinanderfließend?

Was erzählt es Ihnen über Sie, über Ihre Situation?

Benennen Sie Ihr Bild.

Mit dem Atem zeichnen

Alexandra Reis

Stress und Hektik führen zu einer flachen Atmung. Verspannungen sind ungünstig für gutes Durchatmen. Luft ist aber für Konzentration und Energiehaushalt unabdingbar. Wie oft achten Sie auf Ihre Atmung? Für Ihre Lebensenergie zahlt es sich aus, sich der eigenen Atemgewohnheiten bewusst zu werden und Übungen in Ihren Alltag einzubauen. Yoga, Meditation, Joggen oder andere Techniken sind geeignet.

Hier stelle ich Ihnen eine kreative Übung vor, um sich auf den eigenen Atem und Körper einmal bewusst einzulassen und ihm nachzuspüren.

Erfahrungsebene: Körperwahrnehmung, Präsenz im Hier und Jetzt, Gewahrsein

Material: Papier, Stifte

 30–40 Minuten Schwierigkeitsgrad: | Personen: 1 oder 3

Nehmen Sie sich genügend Zeit und suchen Sie sich einen ruhigen und ungestörten Platz. Wählen Sie einen Stift (oder mehrere) mit der Farbe, die Ihnen gerade zusagt, und setzen Sie sich vor ein großes Blatt Papier; Sie können es auch aufhängen und im Stehen arbeiten. Schließen Sie Ihre Augen, gehen Sie mit Ihrer Aufmerksamkeit in Ihren Körper, nehmen Sie Ihren Atem wahr, wie sich Ihr Brustkorb mit Luft füllt und wie die Luft wieder ausströmt, legen Sie Ihre Hände auf Brustkorb und Bauch, spüren Sie die Auf-und-ab-Bewegungen. Wenn Sie einen guten Kontakt zu Ihrem Atemrhythmus haben, lassen Sie Ihren Arm und Ihre Hand als Verlängerung dazu diesen Rhythmus auf das Papier zeichnen. Lassen Sie Ihre Augen dabei geschlossen; wenn befremdliche oder wertende Gedanken auftauchen, lassen Sie diese einfach weiterziehen wie Wolken am Himmel, es ist egal. Lassen Sie es zu – spielerisch.

Nach einiger Zeit können Sie die Spuren Ihrer Atmung betrachten.

(Zu Bildbetrachtung, Beschreibung und Wirkung, Prozessbeschreibung und Benennung siehe Basisübung 2, S. 47).

Machen Sie sich ein paar Notizen! Wie ist es Ihnen während der Übung ergangen? Wie geht es Ihnen damit, wenn Sie jetzt das entstandene Bild betrachten? Können Sie etwas entdecken? Beschreiben Sie, was es bei Ihnen auslöst. Wie geht es Ihnen jetzt, nachdem Sie sich so intensiv mit Ihrem Atem beschäftigt haben? Was hat das Malen mit dem Atem bei Ihnen bewirkt?

Varianten

In die „quadratische Atmung" gehen (einatmen – bis vier zählen, Atem anhalten – bis vier zählen, ausatmen – bis vier zählen, Atem anhalten – bis vier zählen usw.) und dazu dann auch Spuren aufs Papier zeichnen …

Die Atemspuren mit beiden Händen auf das Papier bringen.

Für die Expressionist:innen unter Ihnen: in einem gut abgedeckten, geschützten Raum an einer Wand im Stehen und mit sehr großem Papier oder Karton und Pinsel und Acrylfarben oder Farben Ihrer Wahl probieren und experimentieren!

Was tut mir gerade gut: Körperlandkarte

Alexandra Reis

Den eigenen Körper wahrzunehmen, genauer kennenzulernen, seine Reaktionen in bestimmten Situationen wahrzunehmen trägt wesentlich zu unserem Wohlbefinden bei.

Emotionen rufen Körperreaktionen oder Anspannungen hervor, ebenso umgekehrt. Körperhaltungen oder -übungen können unsere Stimmung beeinflussen. Negativen Gefühlen kann man durch eine bewusste Körperwahrnehmung entgegenwirken.

Erfahrungsebene: Schulung der Selbstwahrnehmung, Lokalisierung und Differenzierung von Gefühlen und Empfindungen

Material: Vorlage (zum Kopieren oder Ausdrucken), Papier, Farben

 30 Minuten Schwierigkeitsgrad: | Personen: oder

Skizzieren Sie einen Umriss Ihres Körpers oder verwenden Sie die Vorlage (Sie können die Vorlage auch vergrößern).

Nehmen Sie sich etwas Zeit und schließen Sie Ihre Augen, um gedanklich durch Ihren Körper zu wandern. Spüren Sie nach und nehmen Sie wahr, wie sich was anfühlt. Können Sie Verspannungen ausmachen, gibt es Schmerzen o. Ä.?

Bleiben Sie bei jener Körperstelle, die Ihnen jetzt am wichtigsten erscheint. Nun fragen Sie diese Stelle/diesen Körperteil, was ihr/ihm guttun würde (ein Farbe, ein Symbol oder ein Bild). Horchen Sie in sich hinein und vertrauen Sie – es kommt eine „Antwort".

Übertragen Sie diese Antwort dann auf das Papier und gestalten Sie es aus.

Reflektieren Sie diesen Prozess und machen Sie sich Notizen. Überlegen Sie sich, wie Sie dieser Körperstelle in den nächsten Tagen immer wieder mal etwas Gutes tun können.

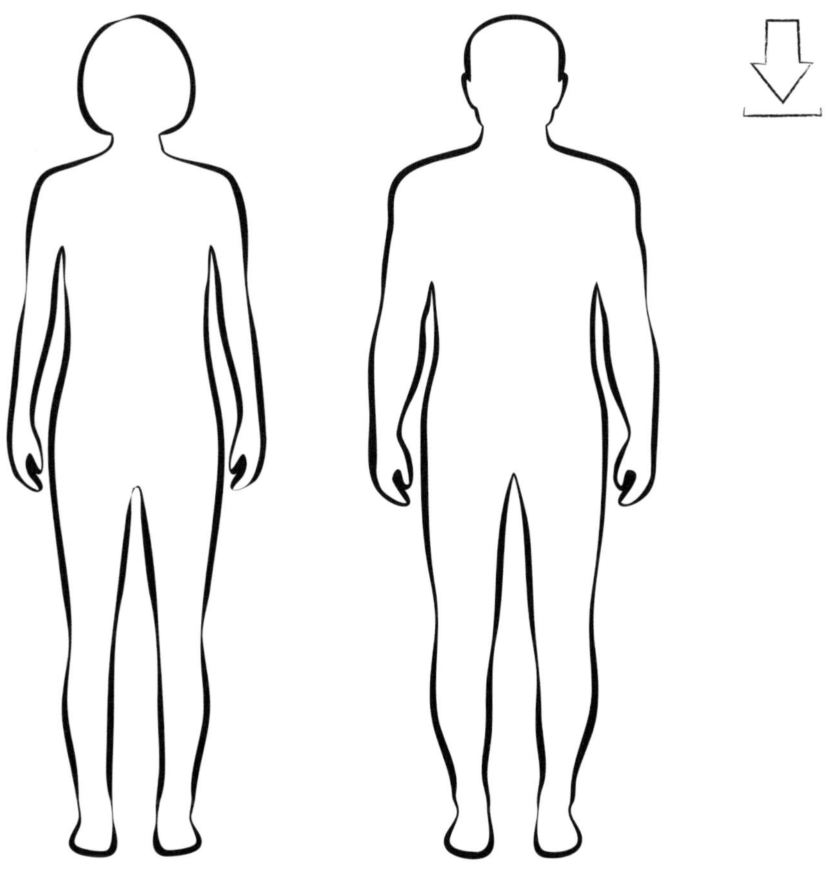

Man muss dem Körper Gutes tun, damit die Seele Lust hat, darin zu wohnen.

Winston Churchill

Selbstzärtlichkeit – drei Übungen

Marie-Theres Gallnbrunner

> *Man sieht oft etwas hundert Mal, tausend Mal,*
> *ehe man es zum allerersten Mal wirklich sieht.*
>
> Christian Morgenstern

Ich möchte ein Gefühl beschreiben, das mir wichtig scheint: Ich nenne es Selbstzärtlichkeit.

Es ist ein Gefühl der Zärtlichkeit gegenüber sich selbst und dem Umgebenden: der umgebenden Natur, den umgebenden Elementen, den umgebenden Wesen, den umgebenden *bewesten* Dingen, den umgebenden Menschen.

Selbstzärtlichkeit ist ein Gefühl, ein Fühlen, ein Erkennen des Körpers von innen. Es ist so, als würde man seinen Körper gleichzeitig von innen wahrnehmen und von außen sehen. Und ich nehme ihn in diesem Moment wahr in seiner Liebenswürdigkeit und Verletzlichkeit und in seinen Bedürfnissen. Nicht nur die Bedürfnisse des Körpers – die Zartheit und Liebenswürdigkeit und Bedürfnisse des ganzen Körper-Geist-Wesens, meiner Leiblichkeit. Und ich sehe und nehme wahr und spüre (es ist ein sehr sinnliches Erkennen) seine Verbindung mit dem ihn Umgebenden: mit der Decke, auf der ich sitze, mit meinen auf eine Seite gelegten Knien, mit meiner Haltung, meinen Händen, wie sie mit Grashalmen spielen.

Und was macht das und was verändert das und wozu ist das gut?, fragen Sie.

Selbstzärtlichkeit hilft, die eigenen Bedürfnisse schneller wahrzunehmen. Sie hilft dabei, in den Moment, in die Situation hinein zu entspannen und – gegebenenfalls – auch sagen zu können: Diese Situation tut mir nicht gut. Ich gehe. Ich wahre meine Grenzen, ich zeige sie. Ich nehme sie überhaupt erst wahr – ich nehme sie schneller wahr.

Selbstzärtlichkeit erhöht und schärft die Wahrnehmung.

Und: Wenn man sich selbst mit zärtlicheren Augen betrachtet, betrachtet man auch die Umwelt mit zärtlicheren Augen. Mit mehr Mitgefühl. Es ist Mitgefühl, das die Umgebung mit-ein-fühlt. Und das fühlt sich gut an. Entspannter. Viel entspannter.

Selbstzärtlichkeit stärkt also das Bewusstsein der Verbundenheit. Und Verbundenheit ist ein Tanz, eine Melodie, die alles miteinbezieht, was da ist. Und das fühlt sich gut an, weil es erweitert.

Hierzu drei Übungen: ein Tanz, eine „Sonnenuntergangsmeditation" und eine Übung, die Kunsttherapie mit Yoga kombiniert.

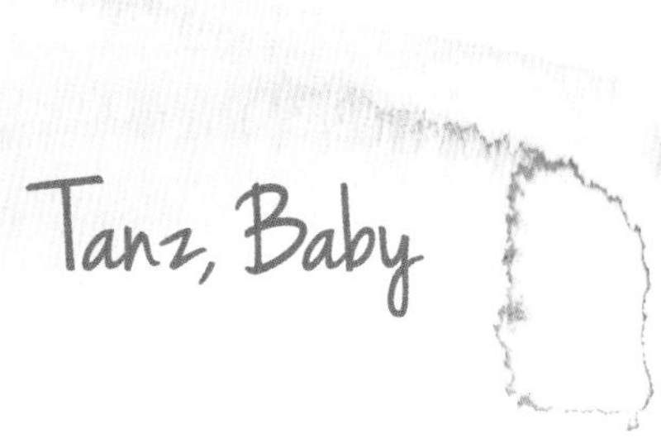

Was auch immer in unserem Körper wohnt – Verzweiflung, Verwirrung, Angst, Ärger, Freude – wird auftauchen, wenn wir tanzen. So wird Tanz ein Mittel zur Erkenntnis und zur Veränderung, wenn wir dies bewusst erleben und als bedeutungsvollen Ausdruck verstehen.

Daria Halprin

Erfahrungsebene: Mit dieser Übung möchte ich Sie einladen, durch Bewegung im Einklang mit Musik etwas zu finden, das durch den ganzen Körper und mit dem ganzen Körper wahrgenommen, erfahren werden kann und dann in einem zweiten Schritt auf Papier gebracht wird und sich somit materialisiert.

Material: Musik, Papier, Acrylfarben oder Wasserfarben, Pinsel, Wasser

 45 Minuten Schwierigkeitsgrad: Personen: oder

Bewegung und Musik schaffen es, Energien ins Fließen zu bringen: Ihr eigener Tanz. Ihre eigene, unmittelbare Tanzsprache. Ihr Ausdruck zu geben. Wenn Sie glauben, Sie können das nicht, dann möchte ich Ihnen sagen, dass Tanz viel mehr

ist, viel weiter ist, viel mehr umfasst, als Sie jetzt vielleicht im ersten Moment damit verbinden. Sie haben einen Körper und dieser Körper hat so unendlich viel Erfahrung, hat so viel gespeichert an Berührungen, an Erlebnissen, an Überstandenem. Ihr Körper hat eine Sprache. Diese ist individuell. Einzigartig. Achten Sie sie. Achten Sie *auf* sie. Geben Sie ihr Raum, sich zu entfalten, sich auszudrücken.

Suchen Sie sich die Musik, die Sie jetzt, in dieser Ihrer momentanen Schwingung auffängt, abholt und weiterträgt. Welche das ist, wissen Sie am besten. Vielleicht hilft es Ihnen, vor einem Spiegel zu tanzen? Vielleicht ist das anfangs hemmend und Sie bevorzugen einen dunklen Raum, die Vorhänge vorgezogen …

Fangen Sie an, sich zur Musik zu bewegen. Fühlen Sie sich unwohl, ist es Ihnen peinlich? Das ist okay, es ist möglicherweise einfach ungewohnt für Sie.

Vielleicht muss erst ein bisschen Rost abgeklopft werden, vielleicht fühlen Sie sich anfangs steif und nicht „in tune": Tanzen Sie hindurch, durch die Unsicherheit, die Peinlichkeit, die Steifheit, tanzen Sie den Staub ab, schütteln Sie die Kälte aus den Gliedern.

Stellen Sie sich vor, Sie segnen sich durch Ihren „Heiltanz", Sie schaffen einen „heiligen Raum" um sich. Füllen Sie Ihren Raum mit Bewegung, mit Liebe, mit Licht in einer bestimmten Farbe oder vielen Farben, mit Energie, mit Sanftheit oder Wildheit – was auch immer Sie jetzt gerade brauchen.

Tanzen Sie, bis etwas in Ihnen in Fluss kommt. Bis Sie etwas finden: eine Bewegung, eine Geste, eine Berührung, die Sie berührt. Tanzen Sie so lange, bis sie „satt" sind von diesem Erleben, von diesem neu Gefundenen, bis Sie es wirklich integriert haben, bis Sie es ausreichend gespürt, ihm wirklich Ausdruck gegeben haben.

Gehen Sie mit diesem Gefühl in eine Gestaltung. Versuchen Sie, die Bewegung, den Fluss in Ihrem Körper nachschwingen zu lassen und auf Papier zu bringen. Vielleicht ist es nur ein Strich in einem bestimmten Schwung, einer bestimmten Geste, vielleicht ist es ein Bild, das während Ihres Tanzes aufgetaucht ist, vielleicht ein Körpergefühl, in das Sie tiefer eintauchen möchten, vielleicht haben Sie Farben oder Licht in einer bestimmten Farbe wahrgenommen in Ihrem Tanz – dann ist das der Ausgangspunkt für Ihre Gestaltung.

Ich schlage Ihnen vor, hierfür fließende Farben zu nehmen, also beispielsweise Aquarell- oder Acrylfarben, die Sie mit Wasser verdünnt mehr oder weniger fließend machen können.

Betrachten Sie Ihr Bild. Was hat sich kristallisiert? Was ist durch den Tanz ins Fließen gekommen und so flüssig geworden, dass es aufs Papier rinnen konnte und somit noch klarer, noch angreifbarer – anschaubar, benennbar – vor Ihnen liegt?

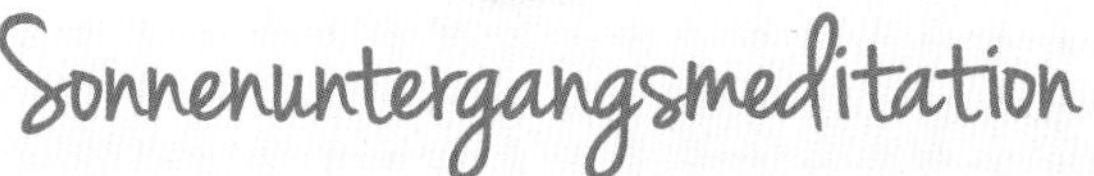

Sonnenuntergangsmeditation

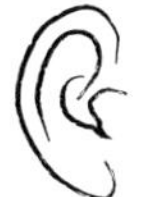

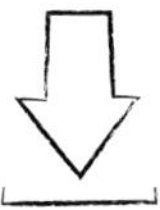

Material: kein Material notwendig

 30 Minuten Schwierigkeitsgrad: Personen: 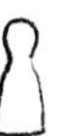

Ein Sonnenuntergang ist Transformation und Bewegung. Ein weites Aufgespanntsein zwischen Tages- und Nachtbewusstsein. Davon inspiriert, möchte ich Sie durch eine Meditation führen. Es ist eine Meditation, die man ausnahmsweise auch im Liegen machen kann, idealerweise vor oder nach einer Yogapraxis oder am Ende eines langen Tages.

Bei der Sonnenuntergangsmeditation, beim Sonnenuntergangsbewusstsein geht es um ein In-die-Erde-Schmelzen. Es geht um ein Körpergefühl, das eine anregende Erweiterung darstellt und die Erfahrung eines ausgedehnteren, sanfteren Bewusstseins ermöglicht, das mehr umfasst, als man zumeist im Gehetztsein und im Alltagsmodus wahrzunehmen imstande ist. Es geht schließlich um den Genuss, sich weit ausgebreitet wahrzunehmen, und darum, weicher zu werden.

Stellen Sie sich vor, Sie sind ein Sonnenuntergang. Seien Sie Sonnenuntergangsbewusstsein – seien Sie weit ausgebreitet in transparenten Farbschichten, seien Sie Luft und Licht, das die Erde berührt und sich leicht auf sie, in sie sinken lässt.

Schauen Sie, wo Sie Ihr Sonnenuntergangsbewusstsein ausbreiten wollen: Vielleicht wollen Sie sich lang ausgestreckt in satten Farben langsam ins Meer und auf den Sandstrand sinken lassen … vielleicht wollen Sie zwischen Felsen im Hochgebirge untergehen – nur Sie, Ihr Licht und dunkel glühende Felsen.

Nehmen Sie Ihr Aufgebreitetsein in verschiedene Farbschichten wahr, von hellem Graublau in immer tiefere Blaus, in ein zartes Orangerosa schließlich, dann in ein immer satteres Orange, bis Sie orangerot glühend die Erde oder das Wasser berühren …

Beginnen Sie Ihre Reise in höheren Luftschichten, die gerade anfangen, sich zu verfärben. Beginnen Sie Ihr Sonnenuntergangswesen zu erfahren, indem Sie sich darin bewegen: Sie haben noch Tagesreste in sich … spüren Sie diesem Tag nach. Schon nähert sich die Nacht und ist auch bereits in Ihnen enthalten, mit ihrer samtigen Dunkelheit, die alles umarmt. Spüren Sie, wie weit Sie sind, wie Sie von hoch in der Luft bis zur Erde reichen oder bis zum Meer, falls Sie es bevorzugen, im Meer unterzugehen. Spüren Sie, wie Ihre Farben sich verändern, wie sie hoch in der Luft ganz pastellig, sanft, transparent und verspielt sind und …
… je weiter Sie nach unten sinken mit Ihrem Sonnenuntergangskörper …
… desto dichter und leuchtender und glühender werden Sie …
Sie sind nicht nur die Sonne, Sie sind die Luft und das Licht, das durch Ihre Bewegung gefärbt wird, Sie sind die Landschaft, die ganze Szenerie, die Sie mit Ihrem Farbenspiel verändern. Sie sind schließlich die Bewegung selbst, ein langsames, sanftes Sinken und Schmelzen. Bewegen Sie sich zwischen Ihren Farbschichten, genießen Sie ein langsames Schwerer- und Dichterwerden, Ihre Farben werden immer satter.

Sie berühren und malen alles, was sie berühren, an, tauchen es in glühende oder sanfte Farben, verzaubern es, verwandeln es. Als Sonnenuntergangswesen können Sie alles berühren, verwandeln, wonach Ihnen ist, Sie können sich zwischen Erde und Himmel, zwischen Tag und Nacht, zwischen Bäumen und Felsen, zwischen Wasser und Sand bewegen. Spüren Sie, dass Sie all das auch sind, was Sie berühren …

Sie können alles umarmen, umfassen, was Sie umarmen wollen, oder Sie können sich auf einen Aspekt Ihrer Sonnenuntergangsbewegung konzentrieren.

Schauen Sie, welches Bild für Sie gerade am wohltuendsten ist, am aufregendsten oder am beruhigendsten, welche Vorstellung Sie verlockt, tiefer in sie einzutauchen, und lassen Sie sich von diesem Bild, von dieser Vorstellung mitnehmen, um mithilfe dieses Bildes ein Sinken zu erfahren, eine Bewegung, eine Veränderung, eine Weite und ein Verschmelzen.

Vielleicht ist es für Sie am genussvollsten, in Licht zu baden, sich zwischen den verschiedenen Farbschichten verspielt hin- und herzubewegen und die Wirkung der Farben zu spüren und sich in den jeweiligen Farben unterschiedlich zu erleben.

Vielleicht möchten Sie sich in den verschiedenen Elementen spüren, weit ausgedehnt als Luft, frei, sich nach unten, zur Erde hin verdichtend in immer kräftigeren Farben, Farben von Sinnlichkeit und Lebensfreude.

Vielleicht möchten Sie es wagen, das Feuer der untergehenden Sonne zu spüren, diese ganz besondere Qualität des Lichts, diese längsten Wellenlängen, die so wie kein anderes Licht es vermögen, zu berühren, durch ihre Sanftheit und Stärke …

… zu baden schließlich in diesem Licht und zu versinken, zu verschmelzen mit der Erde, je nachdem, welches Bild Ihnen gerade am verlockendsten erscheint:
ob Sie glühendrot im Meer versinken wollen, ganz langsam und mit einem „Ah" oder einem „Zisch" …
… ob Sie über einem Getreidefeld oder einem Sonnenblumenfeld eintauchen wollen in die Fülle …
… oder ob Sie in einer weiten, weißen Schneelandschaft mit Ihren Sonnenuntergangsfarben malen möchten …
… ob Sie dramatisch im Hochgebirge untergehen wollen – leuchtende, glühende Felsen …
… ob Sie in der Wüste eins werden wollen: die Farben der untergehenden Sonne mit den Farben der Dünen, sandfarben, orange.

Bleiben Sie bei Ihrem Bild, bis Sie sich sattgetrunken haben an Wärme, an Licht, bis Sie die Weite und die Wärme und ein Schmelzen im Körper spüren.

Hingabe

Dieser Körper, den wir haben,
ist genau das, was wir brauchen,
um vollständig menschlich,
vollständig lebendig zu sein.

Pema Chödrön

Erfahrungsebene: eine zärtliche Selbstbegegnung

Material: (eventuell) Pastellkreiden oder Fingerfarben, ein großes Blatt Papier

20–40 Minuten Schwierigkeitsgrad: Personen: oder

Beginnen Sie diese Übung in Dharmikasana, der Position der Hingabe (so heißt eine Körperübung aus dem Yoga) auf einer weichen, nicht allzu weichen Unterlage: einer Yogamatte oder einem Teppich. Dazu sitzen Sie auf den Fersen, die großen Zehen berühren sich, die Knie sind angenehm weit geöffnet. Lehnen Sie sich vorwärts, bis Ihre Stirn den Boden berührt, halten Sie dabei Ihre Hüfte so dicht an den Fersen wie möglich. (Falls das unangenehm für Sie ist, legen Sie eine Decke oder ein Kissen unter Ihre Stirn, damit diese darauf ruhen kann.) Strecken Sie die Arme nach vorne aus und lassen Sie sie mit den Handflächen nach unten ruhen. Bleiben Sie hier für eine Minute – oder auch länger, wenn es Ihnen guttut – und genießen Sie die sanfte Dehnung, die beruhigende Wirkung dieser Übung.

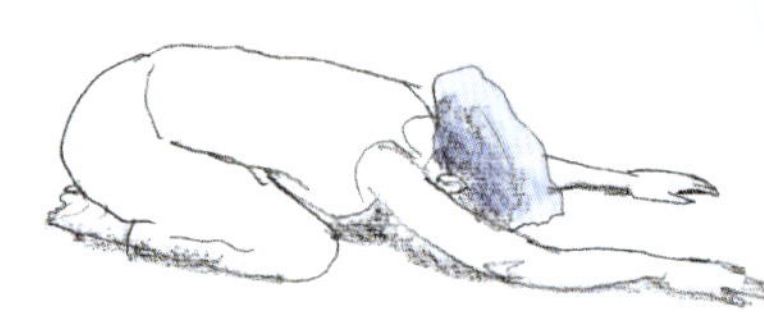

Legen Sie eine Hand über die andere. Beginnen Sie, mit den Fingern der einen Hand den Handrücken der anderen sanft zu streicheln, ganz zart, und genießen Sie dabei, wie weich sich Ihre Haut anfühlt, wie wohl diese Berührung tut. Lassen Sie diese sanfte Erkundung der Hände sich ausdehnen, streicheln Sie mit der einen Hand über den anderen Unterarm, streicheln Sie mit beiden Händen über Ihre Haare … Wenn es an diesem Punkt stimmig für Sie ist, richten Sie sich langsam und achtsam auf, lassen Sie Ihre Hände Ihr Gesicht erkunden, Ihren Hals, lassen Sie Ihre Hände (eine Hand über der anderen) auf Ihrem Herzen ruhen. Folgen Sie dabei Ihren Impulsen: Wenn Ihr Gesicht mehr Berührung möchte – gönnen Sie es ihm, wenn Ihre Hände über Ihre Haare streicheln wollen, tun Sie das so lange, bis Sie „satt" sind; wenn Ihre Hände auf Ihrem Bauch ruhen wollen, Kontakt zu ihm aufnehmen wollen, lassen Sie sie dort ruhen, bis Ihr Bauch „antwortet" (meist wird das in Form eines Knurrens oder Gurgelns passieren, das oft heißt: „Schön, dass du mich bemerkst"). Vielleicht „wollen" Ihre Nieren auch Aufmerksamkeit! Dann legen Sie Ihre Hände auf die Nierengegend, so lange, bis Sie Wärme spüren. Vielleicht sind Sie inspiriert, mit der jeweiligen Körperregion zu sprechen, sich vielleicht bei ihr zu bedanken, zu bemerken, wie schön, wie weich, wie stark, wie sensibel sie sich anfühlt. Vielleicht tut es gut, Ihre Füße in Ihren Händen zu halten, vielleicht ist es angenehm, eine Hand in den Nacken, eine an die Stirn zu legen, vielleicht möchten Sie Austausch zwischen Herz und Hirn, zwischen Bauch und Hirn anregen und legen dazu Ihre Hände an diese Stellen, bis Sie ein Fließen spüren …

Das allein kann schon wunderbar, kann schon genug sein. Wenn Sie diese zärtliche Selbstbegegnung in ein Bild übersetzen möchten bzw. ihr mit Fingern und Farben auf Papier weiter nachspüren wollen, rate ich Ihnen zu Pastellkreiden oder Fingerfarben – beides Materialien, die Sie mit den Fingern vermalen, verstreichen können.

Nehmen Sie in aller Achtsamkeit die eben erfahrene Bewegung des Streichelns mit auf das Papier und streichen Sie, „streicheln" Sie, wischen Sie mit einer Farbe, die Ihnen guttut, mit einem Farbeindruck, den Sie vielleicht schon gerade eben mit geschlossenen Augen hatten. Denken Sie dabei an die achtsamen, anmutigen und langsamen Bewegungen einer japanischen Teezeremonie. Beziehen

Sie alles in diese „Zeremonie“ mit ein, die Sorgsamkeit, mit der Sie eine Farbe auswählen, die Bewegung (fast schon ein Tanz), mit der Sie diese Farbe auf Papier auftragen, die Geste, die durch den Farbauftrag eine materielle Entsprechung, ein Gegenüber bekommt … Vielleicht will dieser Tanz wilder werden, weiter werden, vielleicht wollen Sie mit weit ausholenden Gesten malen, um dann wieder ganz klein, zart, sanft zu werden …

Treten Sie in Beziehung zu dem mit Ihrer ganzen Leiblichkeit erschaffenen Bild: Was kommt Ihnen entgegen?

Zärtliche Pinselstriche

Siegrid Jamnig

Kraft des Innehaltens, der Bewegung, der Berührung …
Ihr Tagebuch der Zärtlichkeit wächst Tag für Tag.

Zärtlichkeit kann uns täglich begleiten. Wir können sie wahrnehmen und einladen.
Sie weckt schlummernde Möglichkeiten durch Berühren, Berührenlassen, Berührtsein.

Erfahrungsebene: Zärtlichkeit leben

Material: Sie selbst … etwas von Ihrer Zeit … ein Platz, an dem Sie einige Minuten ungestört sein können, ein Malkasten (den liebgewonnenen alten oder einen neu gekauften), Wasserfarben oder Aquarellfarben, ein Skizzenbuch, ein Block, ein Heft, das Ihnen gefällt (wichtig ist, dass das Papier eine gewisse Stärke hat, sodass es sich nicht sofort wellt, wenn Sie mit wässriger Farbe Ihre Striche ziehen …), ein Pinsel, ein Becher für Wasser, ein Stück Stoff zum Reinigen Ihres Pinsels

 so viel Sie sich nehmen wollen Schwierigkeitsgrad: 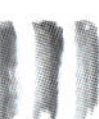 Personen: 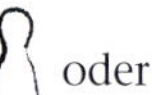 oder 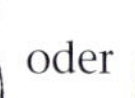

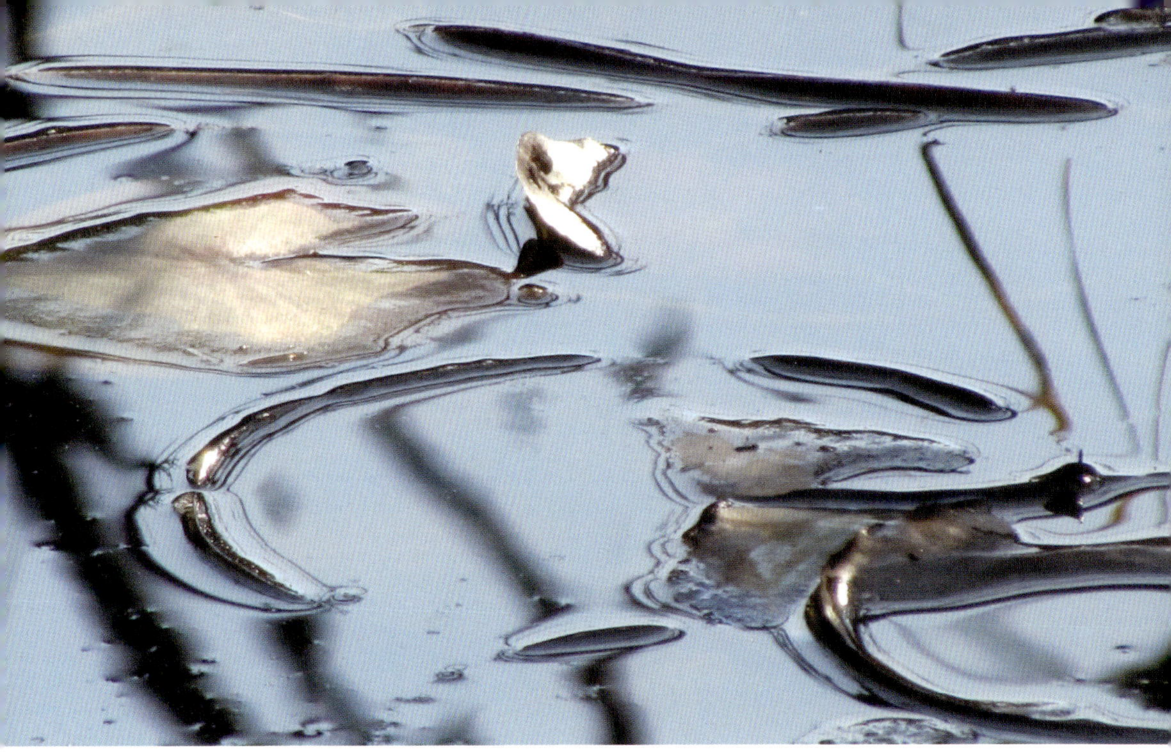

Zeit, die wir uns nehmen, ist Zeit, die uns etwas gibt.

Ernst Ferstl

Diese Übung ist eine, die tägliches Innehalten will.

Wann? Wo? Wie lange?

Überlegen Sie, wann Ihr derzeitiger Tagesablauf Ihnen Freiraum für ein paar achtsame Minuten gewährt. Wählen Sie nun einen Zeitraum, Ihre momentane Lebenssituation berücksichtigend. Es kann sein, dass die Zeiträume täglich andere sind.

Ihr tägliches Innehalten, um Zärtlichkeit einzuladen

Sie haben sich hingesetzt? Wasser, Farben, Pinsel, Buch – stehen, liegen vor Ihnen? Atmen Sie jetzt ein paarmal tief ein und aus … lassen Sie dabei Ihren Atem durch Ihren Körper fließen … Überlassen Sie Ihren Körper nun wieder seinem eigenen Atemrhythmus …

Schauen Sie sich nun ein wenig um …
Gibt es irgendetwas, das Sie mögen … rund um Sie?
Lassen Sie Ihren Blick dort rasten …
Vielleicht sind es Ihre Hände …
Vielleicht ruht Ihr Blick auf einem Bild, einer Fotografie, erkundet eine Figur?
Vielleicht ist es ein Blick aus Ihrem Fenster …
Vielleicht wandert Ihr Blick nach „innen", begegnet einem Erleben, an das Sie gerne denken …

Lassen Sie Zärtlichkeit, falls Sie sie empfinden, durch Ihren Körper fließen …
Falls nicht – laden Sie die Zärtlichkeit ein – *jetzt* …
Ein Lächeln, eine zarte Berührung … weckt sie …
Ist sie da?

Mit der gefühlten eingeladenen Zärtlichkeit durch den Tag, die Nacht …

Laden Sie Ihre Zärtlichkeit zum Verweilen ein.
Betrachten Sie nun Ihren Farbkasten und wählen Sie eine Farbe für *jetzt* – für Ihr momentanes Gestimmtsein.
Tauchen Sie den Pinsel ins Wasser … in die Farbe, so zart, so dicht, wie es gerade passt. Setzen Sie einen ersten Pinselstrich aufs Papier … so kurz, so lang, so dicht, so dünn, so … wie es Ihrer Gestimmtheit entspricht …
Ihr Pinsel hat eine Spur auf dem Papier hinterlassen …
Schauen Sie diese Spur an … fühlen Sie die dazugehörige Bewegung in Ihrer rechten oder linken Hand … suchen Sie sich nun eine Stelle an Ihrem Körper, der diese Bewegung momentan guttun könnte, und schenken Sie sich diese zärtliche Bewegung heute … so oft Sie daran denken.
Nehmen Sie diese Bewegung mit in Ihren Tag, Ihren Abend oder in Ihre Nacht …

Zärtliche Momente Tag für Tag

Das Buch ist ein Tagebuch Ihrer Striche … Es verdeutlicht Bilder eines zärtlichen Jahres – es verdeutlicht Ihr zärtliches Innehalten. Manchmal, falls es für Sie passt, können auch ein paar Worte sich in dieses Innehalten einfügen.

Morgen geht es weiter.
Jeden Tag ein Innehalten … ein zärtlicher Pinselstrich, gemalt auf eine Seite Ihres Tagebuchs …
Jeden Tag ein zärtliches Berühren meiner selbst …

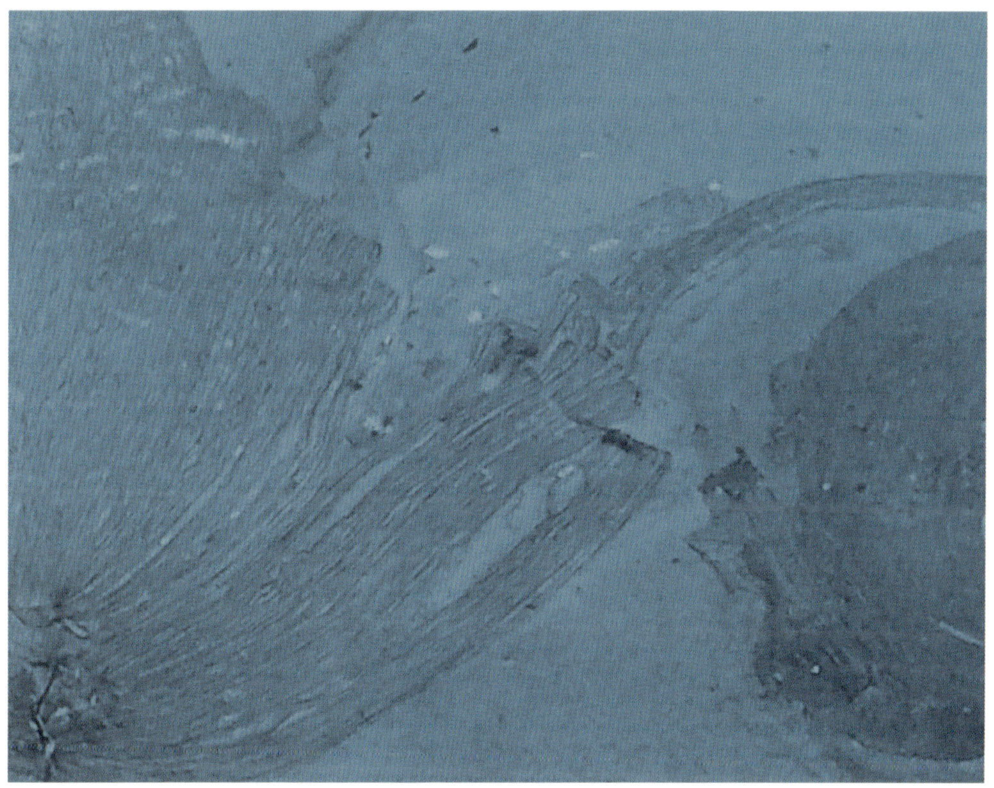

Andersrumdenken

Alexandra Reis

Wie nehmen wir wahr?

Wie orientieren wir uns in der Welt?

Mithilfe unserer Sinne nehmen wir Gegenstände, Personen, Situationen wahr, und in Millisekunden ordnet unser Gehirn die Reize ein. Das Dazwischen wahrzunehmen kann die Denkweise erweitern, es öffnet den Geist und lässt zu. Ganzheitliches Wahrnehmen wird gefördert.

„Wir nehmen die Welt nicht so wahr, wie sie ist, sondern so, wie wir sie wahrzunehmen gewohnt sind bzw. wie es uns leicht fällt, sie wahrzunehmen (und zu verarbeiten)." (Clemens Hausmann)

Wenn man diese Gewohnheiten durch Übung verlässt, können neue Perspektiven erschlossen werden; das wiederum erweitert den eigenen Handlungsspielraum.

Es kann enormen Spaß machen, „anders denken" zu üben. Die Welt einfach Kopf stehen zu lassen erhöht die eigene Kreativität und man kann immer wieder Neues entdecken.

Erfahrungsebene: Think outside the box!

Material: Papier, Stift

30 Minuten Schwierigkeitsgrad: Personen: oder

Wahrnehmungsübung: Die Sicht auf die Dinge oder die „Negativform"

Bewegen Sie sich locker durch den Raum, in dem Sie sich befinden, nehmen Sie den Boden wahr, Ihren Körper, Ihr Atmen.

Nun, wenn Sie gut in Kontakt mit Ihrem Körper sind, lenken Sie Ihren Fokus auf die Gegenstände im Raum, auf ihre Form, ihre Beschaffenheit, das Material, das Volumen, das sie einnehmen.
Wählen Sie einen Gegenstand aus und nehmen Sie die Distanz zwischen Ihnen und dem Gegenstand wahr. Das, was dazwischen ist.
Füllen Sie jetzt jeweils gedanklich den Raum dazwischen aus, das Volumen, das „Leere“ im Dazwischen.
Lassen Sie sich Zeit, das zu erfassen.
Mithilfe ihrer gedanklichen Vorstellungskraft versuchen Sie diesen Raum, dieses Volumen zu erfassen. Vielleicht hilft Ihnen die Vorstellung, es wäre, als würden Sie eine Negativform gießen. Probieren Sie gedanklich, eine Farbe hinzuzunehmen. Spielen Sie. Testen Sie, ob Sie die Zwischenräume mit Liebe füllen können oder mit einem anderen Gefühl.
Versuchen Sie, das Dazwischen gedanklich auszudehnen und zusammenzuziehen – wie bei einem Luftballon.

Üben Sie das nun an verschiedenen Stellen und Dingen im Raum, entweder zwischen den Dingen oder im Raum zwischen Ihnen und den Dingen. Verschiedene Dimensionen ausfüllen; kleinere sind anfänglich etwas leichter.
Nach der Übung: Notieren Sie sich Ihre Gedanken.
Ist es Ihnen leichtgefallen? Konnten Sie „anders“ denken, umgekehrt?

Es bedarf wiederholter Übung, um unsere Gedankenmuster zu verlassen, „to think outside the box“.
Diese Übung in etwas abgeänderter Form habe ich bei einem Spieleseminar als Teilnehmerin erleben dürfen. Für mich war dieser Impuls sehr anregend und „anders“. Mich begeistert, bewegt es, wenn ich es schaffe, auch nur kurz „anders“ zu denken, raus aus meinen Schleifen und Gedankenautobahnen.

Veränderung täglich sichtbar machen – eine Jahres-Skulptur entsteht

Wach-s-Spuren

Siegrid Jamnig

Erfahrungsebene: Veränderung sichtbar machen

Material: Modellierwachs und Holzbrett

 täglich ein paar Minuten Schwierigkeitsgrad:  Personen: 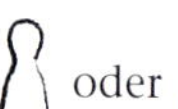

Leben ist Bewegung … ist Änderung …

Wir atmen … wir ändern uns laufend unbemerkt und bemerkt. Um unsere Wahrnehmung auf dieses Unbemerkt und Bemerkt, auf dieses vertraut Unvertraute, dieses „Immer-wieder-Anders“ zu lenken, habe ich diese Übung entwickelt. Sie verdeutlicht uns langsames Ändern, Verändernwollen.

Manche Veränderungen ersehnen wir uns, sie erscheinen uns wünschenswert und das erreichte Ziel „steht“ sozusagen bereits bildlich vor uns. Scheinbar ist alles klar – das Ziel fern, der Weg dorthin manchmal ein langer, anstrengender, und Schritte, die wir setzen, sind zu groß, um sie gut gehen zu können, zu klein, um sie zu bemerken …

Mit den Wach-s-Spuren begleiten Sie sich durch ein Jahr und festigen jeden Tag ein wenig Ihre eingeschlagene Richtung.

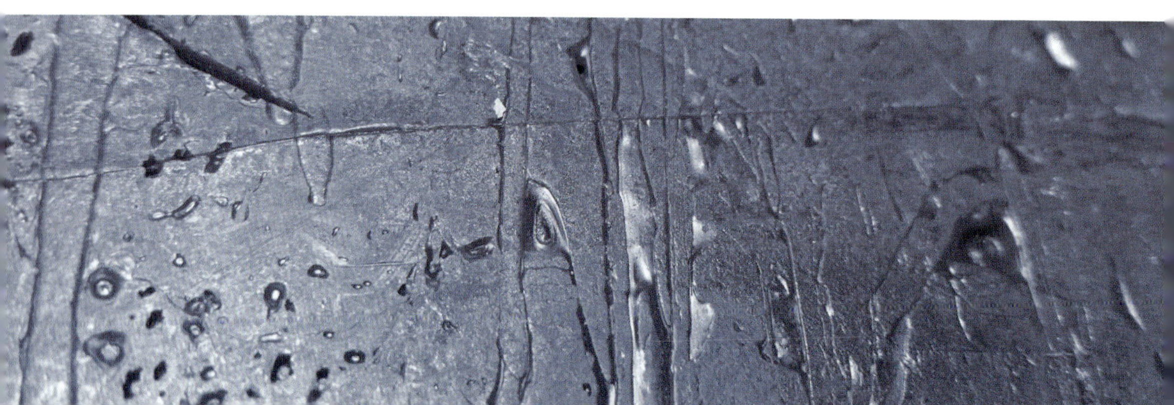

Vorbereiten und überlegen

Bevor Sie nun mit dieser Übung beginnen, braucht es Fühlen, Überlegen und Festlegen. Nehmen Sie sich ausreichend Zeit, um Ihr Vorhaben wahrzunehmen, zu erfassen, zu verstehen:
Was ist eine aus jetziger Sicht für Sie bedeutsame Veränderung im kommenden Jahr?
Wohin mag dieses Verändern Sie führen?
Was ist momentan so wesentlich, dass Sie diesem Veränderungswunsch Raum geben?
Fühlen Sie, was Ihnen beim Realisieren Ihres Vorhabens Freude bereitet?
Was wartet dort auf Sie? ...
Legen Sie sich nun fest und skizzieren Sie Ihr Vorhaben kurz.

Suchen Sie sich einen Tag zum Beginnen Ihrer Jahresskulptur aus.
... den heutigen Tag? Vielleicht Ihren Geburtstag? Einen Jahrestag?
Nun braucht es noch zwei Besorgungen. Sie benötigen ein einfaches *Holzbrett* als Grundfläche, auf der die Skulptur entstehen, wachsen darf, die gegebenenfalls transportiert, her- bzw. weggeräumt werden kann, und *Modellierwachs* ...

Nehmen Sie sich beim Einkaufen ein wenig Zeit, um die gewünschte Größe des Holzbrettes zu überlegen. Entscheiden Sie, wie groß, wie schwer das Wachsstück sein darf – es begleitet Sie durchs Jahr. Sie benötigen jeden Tag ein kleines, für Sie passendes Stück.

Sie können das Wachs auf einmal, auf Vorrat oder portionsweise besorgen – wichtig ist nur, dass es für Sie täglich ein Stück zum Bauen Ihrer Skulptur gibt.

Beginnen

Sie haben einen Tag zum Beginnen gewählt? Die Einkäufe sind erledigt? Dann kann es losgehen. Die Übung besteht aus zwei Teilen. Bitte setzen Sie sich an einen Platz, an dem Sie Ihre Skulptur bauen können. Legen Sie die Materialien (Wachs und Holzbrett) bereit.

Jetzt nehmen Sie sich die Zeit – einmal an jedem Tag dieses Jahres –, um sich zunächst an dem geschenkten Prozess des Sich-Änderns zu erfreuen.

Bemerkt unbemerkt

Sitzen Sie bequem auf einem Sessel? Wenn noch nicht – machen Sie es sich bequem. Atmen Sie jetzt bewusst einige Male ein und aus … Fühlen Sie – auch wenn Sie nicht mehr bewusst ein- und ausatmen –, wie „es" sich atmet … wie Ihr Atem Sie durchs Leben trägt. Ahnen Sie, wie Ihr Körper sich in seiner ununterbrochenen Bewegung erhält, schützt, erneuert … schenken Sie diesem Aspekt Ihrer Leiblichkeit ein zärtliches Lächeln, ein Danke …

Auch dann …
… wenn Sie derzeit nicht gesund sind …
… in anderen Lebensbereichen gefordert sind …
… sich gerade der einen oder anderen Herausforderung stellen.

Vieles trägt Sie oft unbemerkt.

Unbemerkt bemerkt

Nun schenken Sie sich selbst ein Sichtbarwerden des gewünschten Veränderns. Jetzt geben Sie jenen Änderungen, für die Sie sich aktiv entschieden haben, Ihre tägliche Form. Wie? Die Materialien liegen bereit.

Schließen Sie kurz Ihre Augen. Wenn Ihnen das schwerfällt, dann suchen Sie sich irgendwo im Raum oder außerhalb einen Punkt, wo Sie ein wenig ins „Leere" schauen können.

Was war heute bereits ein kleiner Schritt Richtung Veränderung? Es geht um kleine Schritte, alles ist wichtig … es kann eine Ermutigung sein, ein Hinsehen, ein Fakten-Überprüfen, ein Gespräch, ein Ruhigwerden, ein In-Bewegung-Kommen, ein Lachen … Wählen Sie für dieses Tun ein kleines Stück Wachs … wärmen Sie das Wachs in Ihren Händen – es lässt sich formen – und setzen Sie das erste Veränderungszeichen auf das Brett …

Nehmen Sie jeden Tag ein kleines Stück Wachs … wärmen Sie es, formen Sie es … zu einer kleinen Kugel, einer kleinen Rolle, einem Blatt … was auch immer Ihnen einfällt … und beginnen Sie, auf dem Brett Ihre Skulptur zu bauen. Jeden Tag ein kleines Stück mehr … in die Höhe … in die Breite … manchmal sicher gebaut … manchmal brüchig … am nächsten Tag geht es weiter …

Wir sind in unserem Leben immer wieder auf-gefordert, Dinge in die Hand zu nehmen, zu entscheiden und zu formen … langsam, Stück für Stück formt sich Tag für Tag Ihre Jahresskulptur …

Viel Freude mit Ihrer Skulptur! Am Ende des Jahres können Sie diese Skulptur – wenn Sie möchten – auch gießen lassen.

Und bitte vergessen Sie nicht, sich an vertraute Menschen zu wenden, falls Sie bei dieser Übung Austausch wollen oder brauchen. Sie können sich auch eine professionelle Begleitung suchen.

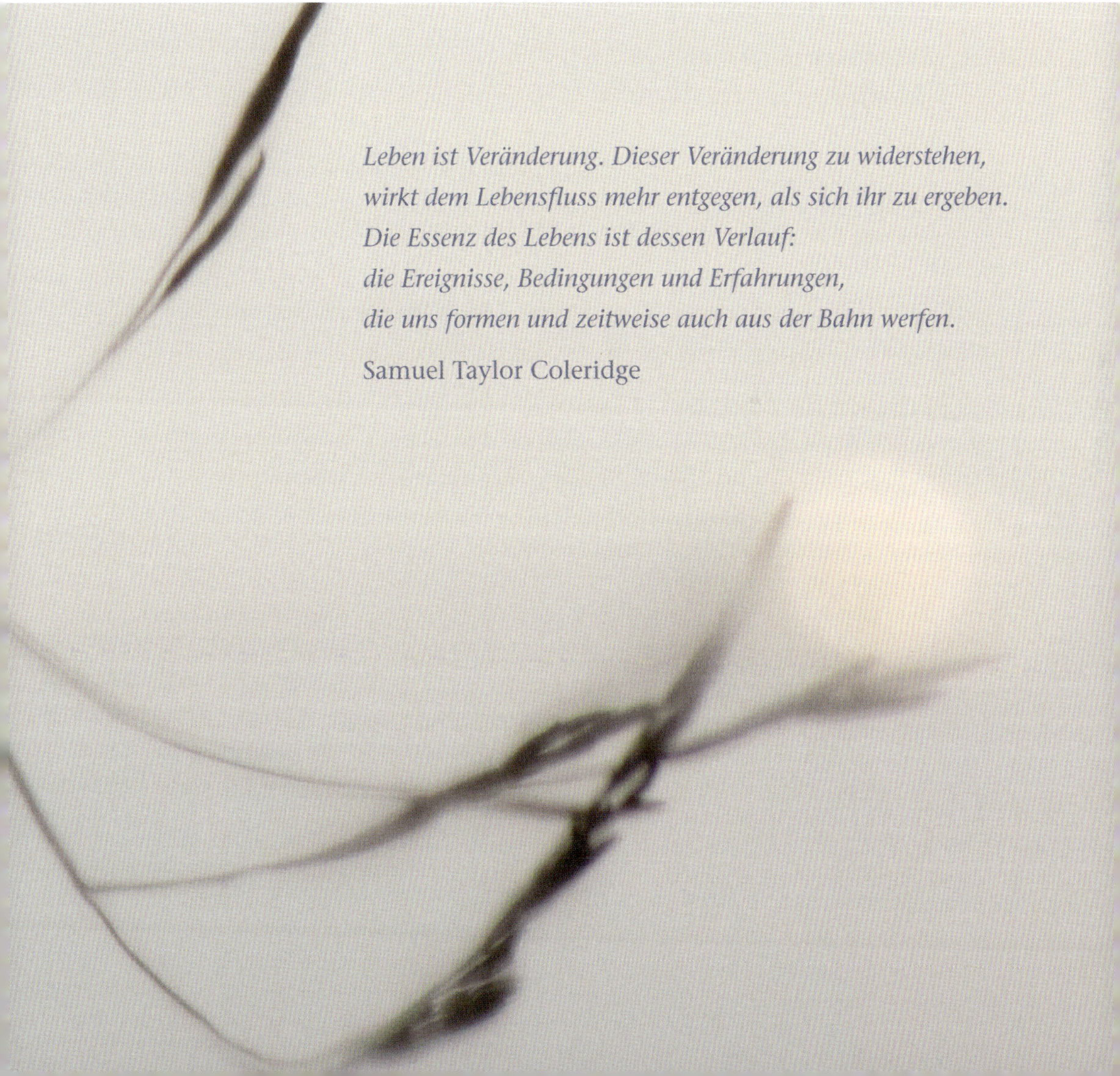

Leben ist Veränderung. Dieser Veränderung zu widerstehen,
wirkt dem Lebensfluss mehr entgegen, als sich ihr zu ergeben.
Die Essenz des Lebens ist dessen Verlauf:
die Ereignisse, Bedingungen und Erfahrungen,
die uns formen und zeitweise auch aus der Bahn werfen.

Samuel Taylor Coleridge

Grenze atmen

Isolde Schediwy

Alles möglich

Wenn das JA in der Weite sich verliert,
tanzen die Lichter am Horizont,
laden ein zum Verweilen.

Wenn das NEIN in die Tiefe eindringt,
erstarren die Halme am Feld,
weisen zurück sanften Hauch.

Isolde Schediwy

Für unsere Zufriedenheit ist immer wieder ein Ausloten unserer persönlichen Grenzen wichtig. Zu sehr im Außen zu leben, sich im Außen, an den anderen Menschen zu orientieren, kann sich genauso ungünstig auf unsere Ausgeglichenheit auswirken, wie sich dem Außen zu verschließen und sich hinter seinen persönlichen Grenzen zu verbarrikadieren.

Erfahrungsebene: In dieser Übung beschäftigen Sie sich mit Ihren persönlichen Grenzen, inwieweit Ihre Bedürfnisse im Einklang mit den Anforderungen der Außenwelt sind.

Material: Bleistift, Buntstifte, Filzstifte, Ölkreiden, Acryl-/Wasserfarben bzw. was gerade zur Verfügung steht, farbiges oder weißes Zeichenpapier

 1½ Stunden Schwierigkeitsgrad:  Personen: 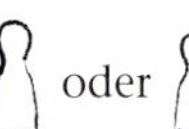

Richten Sie sich zuerst Ihren Arbeitsplatz her.

Danach suchen Sie sich für die Körperreise einen Ort (in der Wohnung, im Haus), wo Sie sich geschützt und wohl fühlen.

Anleitung zur Körperreise

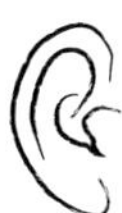

Finden Sie eine Position, in der Sie sich wohlfühlen (sitzend, auf dem Rücken liegend …). Schließen Sie nun Ihre Augen und konzentrieren Sie sich auf Ihren Atem. Atmen Sie durch die Nase ein und durch den Mund wieder aus. Sie beobachten, wie sich Ihr Bauch beim Einatmen anhebt und beim Ausatmen zusammenzieht. Lassen Sie so ein paar Mal den Atem tief und langsam ein- und ausströmen.

Danach lenken Sie Ihre Aufmerksamkeit voll und ganz auf Ihren Körper. Jetzt beginnen Sie eine kleine Reise durch Ihren Körper. Richten Sie nun Ihre Aufmerksamkeit auf Ihre Füße. Spüren Sie die Innengrenze Ihrer Fußsohlen, die Innengrenze Ihrer Fersen. Wie fühlt sich diese Innengrenze im Moment an?

In Gedanken wandern Sie nun langsam mit Ihrer Aufmerksamkeit Ihre Beine entlang zum Gesäß. Versuchen Sie Ihre Muskulatur bewusst zu entspannen. Spüren Sie nach, ob es im Moment Stellen gibt, die sich besonders angenehm oder unangenehm anfühlen. Dann richten Sie Ihre Aufmerksamkeit auf den Bauch. Wie fühlt es sich dort im Moment für Sie an? Gibt es im inneren Bauchraum Regionen, die Ihnen im momentanen Kontakt mit dem Außen Signale senden – wie ein Drücken, ein Kribbeln, ein Gurgeln …? Dann gehen Sie mit Ihrer Aufmerksamkeit innerhalb Ihres Körpers weiter entlang der Innengrenze Ihres Rückens und spüren nach, wie sich der Rücken anfühlt. Macht der Rücken auf sich aufmerksam, durch einen Schmerz im unteren Teil, in der Steißbeingegend, oder weiter oben entlang der Wirbelsäule? Jetzt nehmen Sie die Aufmerksamkeit mit hinauf zu Ihren Schultern und zum Nacken. Wo gibt es da Bereiche innerhalb Ihrer Haut, die Ihnen in der Kommunikation mit dem Außen vertraut sind – hochgezogene Schultern, steifer Nacken …? Wo gibt es noch Körperregionen, die Sie im Austausch mit dem Außen als unangenehm oder angenehm empfinden? Das können Ihre Arme sein – richten Sie Ihre Aufmerksamkeit auf Arme und Hände. Gehen Sie weiter zu Gesicht, Kinn, Kopfhaut.

Dann kommen Sie mit Ihrer Aufmerksamkeit zum Zentrum Ihres Körpers. Atmen Sie noch ein paar Mal bewusst und tief in den Bauch hinein und wieder aus. Erleben Sie Ihren Körper vom Zentrum heraus als Ganzes. Nach ein paar weiteren bewussten Atemzügen kommen Sie langsam mit Ihrer Aufmerksamkeit in den

Raum zurück. Nehmen Sie die Geräusche wahr, öffnen Sie die Augen, bewegen Sie langsam Ihre Hände und Füße und strecken und dehnen Sie sich. Lassen Sie Ihre Muskeln langsam wieder aktiv werden.

Gestaltungsphase

Beginnen Sie zu malen. Gestalten Sie aus dem Augenblick heraus in Erinnerung an das soeben Erlebte – sei es eine Erfahrung Ihres Energieflusses, Ihrer Körpergrenzen in einer wohltuenden oder in einer nicht so angenehmen Situation. Wie erleben Sie diesen Übergang vom Innen, vom Körperzentrum, zum Außen? Welche Farben, welches Farbenmaterial, welche Bewegungen wollen sich nun zeigen?

Bildbetrachtung*

Legen Sie Ihre Gestaltung vor sich hin oder hängen Sie sie an die Wand, mit einem gewissen Abstand – so, dass Sie sich dabei wohlfühlen. Lassen Sie das Bild einige Zeit auf sich wirken.

Dann analysieren Sie rein von den Fakten her Ihr Bild: Papiergröße/Format? Farbauftrag – wie stark? Scheint der Untergrund durch? Oder sind die Farben in mehreren Schichten auf die Papierfläche aufgetragen worden? Ist die Farbe pastös (dick, reliefartig) angewendet? Sind die Pinselstriche gestrichelt, getupft? Haben Sie mit der Zufallstechnik (Farbe aufs Bild gespritzt/getropft ...) gearbeitet? Ist der Materialauftrag mit viel Kraft verbunden oder ist es eher ein leichter, zarter Auftrag?

Zeichendynamik des aufgetragenen Farbenmaterials – von innen nach außen oder umgekehrt? Von oben nach unten oder umgekehrt oder andere Bewegungsrichtungen? Entdecken Sie wiederkehrende Formen, Linienführungen? Welche Farben herrschen vor? Gibt es Hell-Dunkel-Kontraste oder farbliche Kontraste (zum Beispiel rot-blau)? Gibt es leere Stellen auf dem Bild oder sehr dominante/dichte Stellen?

---

* Diese ausführliche Bildbetrachtung oder Teile davon können Sie für alle Bilder/Skulpturen/gestalteten Objekte anwenden.

Nun setzen Sie sich mit Ihrem Bild in Beziehung und vergegenwärtigen sich noch einmal den Malprozess: Wie ist es Ihnen während des Malprozesses ergangen? Gab es herausfordernde Momente? Gab es Stockungen, Unsicherheiten? Wie sind Sie mit sich selbst umgegangen? Hat es körperliche Reaktionen gegeben (Druck, Ausweiten, Schmerz, Glücksgefühl ...)?

Wenn Sie möchten, bewegen Sie Ihre Hand noch einmal *(ohne Pinsel!)* im Einklang mit den Zeichenbewegungen. Spüren Sie sich im Körper und nehmen Sie Veränderungen wahr.

Wie geht es Ihnen jetzt im Moment, was hat die Übung mit Ihnen gemacht? Hat Sie Ihnen gutgetan? Inwieweit erkennen Sie Zusammenhänge zwischen dem Malprozess, dem Ergebnis und Ihrem persönlichen Erleben mit dem Thema Innen-/Außengrenze? Gibt es Erkenntnisse in Bezug auf Ihre Befindlichkeit, das Erleben Ihrer persönlichen Grenzen, das Äußern Ihrer Bedürfnisse und die Erwartungen aus der Umwelt?

Vielleicht lässt sich dieses Neue oder Überraschende mit ein wenig Mut im Alltag ausprobieren.

Halten Sie in Ihrem Kunsttherapie-Tagebuch fest, was Ihnen aufgefallen ist, was Sie neugierig gemacht hat, womit Sie experimentieren möchten.

Am Ende finden Sie für Ihren Prozess oder für eine wichtige Erkenntnis noch eine Benennung, damit Sie diese Qualität als Anker zur Verfügung haben.

Farbgedicht 4

Marie-Theres Gallnbrunner

Erfahrungsebene: Hier geht es um lustvolles Eintauchen in eine Farbe und um spielerisches Untersuchen der Wirkung dieser Farbschwingung auf Sie in diesem Moment.

Material: Stift

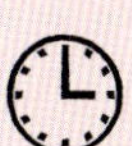 10 Minuten Schwierigkeitsgrad: |

Wie wirkt diese Farbe auf Sie? Welche Assoziationen haben Sie dazu? Wie würden Sie diese Farbe nennen?

Die farbige Seite lädt Sie ein, ein Gedicht in sie hineinzuschreiben, zu kritzeln, zu zeichnen.

(Im Buch verteilt finden Sie noch sechs weitere Farbseiten – Seiten für Ihre Farbgedichte. Wann immer Sie Lust haben, vielleicht dann, wenn eine bestimmte Farbe Sie anspricht – oder ganz besonders abstößt –, sind Sie eingeladen, ein Gedicht in die Farbe zu schreiben. Vergleichen Sie Ihre farbigen Gedichte – wie sehr haben Sie sich auf die unterschiedlichen Schwingungen einlassen können? Gab es eine Farbschwingung, die Ihnen näher war; eine andere, die Ihnen eher fremd ist? Wie hat die Farbe das von Ihnen Geschriebene schließlich beeinflusst?)

Teil V
Magie, unartig sein, Chaos

Magic

Alexandra Reis

Erfahrungsebene: Leichtigkeit, Spielerisches, Fantasie

Material: nach eigenem Belieben

 mindestens 20 Minuten Schwierigkeitsgrad: | Personen: oder

always keep that little place
where the magic grows
inside of you
alive

Was lösen diese Worte bei Ihnen aus?
Holen Sie sich Material zum Kreativ-Arbeiten und legen Sie los!
Lassen Sie etwas entstehen!

Nachdem Ihr Werk entstanden ist, betrachten Sie es, machen Sie sich Notizen über das, was Sie sehen, den Prozess und wie es Ihnen dabei ergangen ist. Haben Sie etwas entdeckt, worauf Sie im Alltag öfter zurückgreifen wollen? Wie können Sie das erreichen?

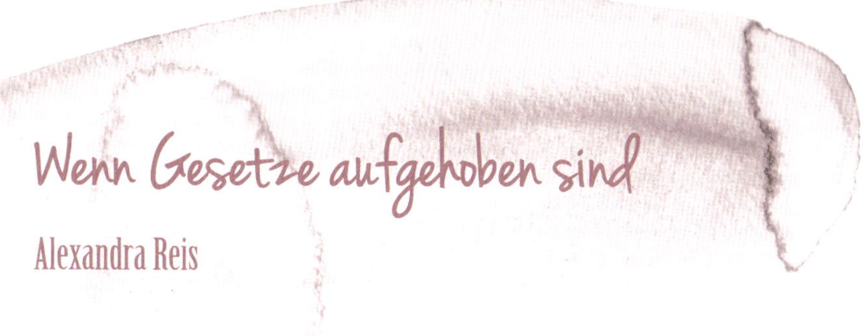

Wenn Gesetze aufgehoben sind

Alexandra Reis

Wir schränken uns oft selber ein durch Glaubenssätze oder Verhaltensmuster.

Außerhalb unseres selbst gesteckten Rahmens zu denken, außerhalb vorgegebener Möglichkeiten, außerhalb der Naturgesetze, außerhalb des „Das geht doch nicht, weil …“ und außerhalb des „Aber …“ – das fällt oft schwer, es kann jedoch sehr hilfreich sein, um „weiterzukommen“.

Wir bemerken oft gar nicht mehr unsere Ideen/Impulse, weil der innere Zensor schneller ist und wir sie schnell wieder verwerfen, ohne weiter darüber nachzudenken …

Jetzt fragen Sie sich eventuell: „Na und, was bringt es mir, ‚weiter‘ oder ‚anders‘ darüber zu denken!?“

Geistige Beweglichkeit kann im Umgang mit (schwierigen) Herausforderungen sehr behilflich sein. Wie ein beweglicher Körper zum Beispiel bei Stürzen anders reagiert als ein untrainierter Körper.

Erfahrungsebene: Kreativität, schöpferische Kraft

Material: Papier, Stifte, Farben

 60 Minuten   Schwierigkeitsgrad: II   Personen: oder

Suchen Sie sich einen Ort, an dem Sie ungestört arbeiten können. Nun lade ich Sie ein, nachdem Sie bei geschlossenen Augen durch bewusstes Hineinspüren und Durchatmen in Ihrem Körper angekommen sind, sich eine Zeitlinie unter Ihrer Sitzgelegenheit vorzustellen. Vorwärts geht es in die Zukunft und rückwärts in die Vergangenheit. Nun gehen Sie in Gedanken rückwärts, bis Sie etwa im Grundschulalter angelangt sind.

Wenn Sie nun ein Bild von sich haben: Stellen Sie sich vor, in diesem Alter wären Sie ortsbekannt dafür, dass Sie sehr fantasievoll sind und Ihre Umgebung immer wieder mit ihren fantastischen Ideen und Geschichten verblüffen. In Ihrer Fantasie spielen die Naturgesetze keine Rolle, alles ist möglich. Auch technische Umsetzbarkeit kennt keine Grenzen. Nun bekommen Sie die Möglichkeit bzw. den Auftrag, Raum/Räume zu gestalten ... das kann eine Landschaft sein oder ein Haus oder eine Stadt oder Räume, wo auch immer die sein können ... Material, Geld und Umsetzbarkeit sind grenzenlos vorhanden – alles, was Sie sich vorstellen können. Bauen Sie, entwerfen Sie, designen Sie – alles ist möglich!

Welche Farben, welche Materialien, welche Gerüche, welche Geräusche umgeben Sie?

Nach einem ausführlichen Spaziergang durch Ihre fantastischen Räume, durch Ihre fantastische Umgebung kommen Sie entlang der Zeitlinie wieder zurück ins Hier und Jetzt, nehmen Sie Ihren Körper wahr. Kommen Sie an! Strecken oder schütteln Sie sich.

Nun gestalten Sie dazu und nehmen sich dafür mindestens 20 Minuten Zeit.

Betrachten Sie das Entstandene und beschreiben Sie den Prozess, indem Sie sich ein paar Notizen machen. Verwenden Sie die Fragen aus Basisübung 2 (S. 47).

Sind Wünsche und Träume wieder aufgetaucht, an die Sie schon länger nicht gedacht haben?

Finden Sie eine Möglichkeit, die Qualität, die dahintersteckt, in Ihrem Alltag umzusetzen. Zum Beispiel: Wenn da ein riesengroßes, kuscheliges Himmelbett in Ihrer Vorstellung war, dann können Sie sich fragen, wodurch Sie das erreichen. Vielleicht erreichen Sie das durch einen zusätzlichen, besonders weichen Polster oder durch Vorhänge, die das „Geborgenheitsgefühl" erhöhen.

Follow your dreams, they know the way!

Bric-à-Brac-Assemblage

Alexandra Reis

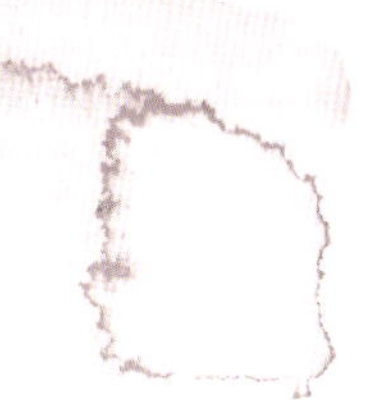

Bric-à-Brac-Assemblage: Objects Assemblage Art, Nippes-Montage-Kunst, kreativer Setzkasten …

Schauen Sie sich in Ihrer Wohnung, in Ihrem Haus einmal um, ob es dort Dinge, kleine Accessoires gibt, die Sie haben, aber nicht wirklich brauchen oder nicht besonders mögen. Rücken Sie diese in ein anderes Licht. Gestalten Sie etwas Neues daraus.

Erfahrungsebene: Lust am spielerischen Gestalten entdecken, Erinnerungen, Loslassen, „Upcycling"

Material: „Nippes", Klebepistole oder starker Kleber, Farbe (Sprühdosen), Material Ihrer Wahl (Rahmen, Holzbox, Stoff, Glitter …)

 30–60 Minuten Schwierigkeitsgrad: I Personen: 1 oder 2

Nachdem Sie gesammelt und eine Auswahl getroffen haben, können Sie loslegen, indem Sie neu kombinieren und zusammensetzen. Übertreiben, neu inszenieren, nach Farben sortieren, neue Farben geben, „Kitsch as Kitsch can", mixed media – alles ist erlaubt, was Spaß macht: eine Geschichte in der Box, shadow box, Setzkasten …

Reflektieren Sie

Welche Erinnerungen verknüpfen Sie mit dem jeweiligen Gegenstand? Verändert sich etwas, wenn Sie den Dingen ein neues „Kleid" verpassen? Wie geht es Ihnen damit? (Siehe die Fragen aus Basisübung 2, S. 47.)

Variante

Geben Sie auch Ihren besonderen Schätzen einen neuen „Rahmen".

Liebesbrief an den Schatten

Marie-Theres Gallnbrunner

Betrachte jemanden, der deine Fehler erkennt,
als einen Menschen, der dir die schönsten Schätze eröffnet.
Suche Kontakt mit solch einer Person,
und die Dinge werden besser, nicht schlechter!

Buddha

Erfahrungsebene: Hierbei geht es um eine liebevolle und bereichernde Begegnung mit dem eigenen Schatten. Selbstironie, eine angenehm weite und offene Wahrnehmung Ihrer selbst und Selbstreflexion sind keine Voraussetzungen, könnten aber Nebenwirkungen sein.

Material: etwas zum Schreiben: Lieblingspapier oder Notizheft und Lieblingsstift/-feder

 30 Minuten Schwierigkeitsgrad: 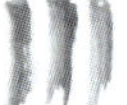 Personen: 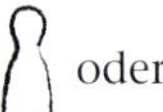

Vermutlich sind Sie vertraut mit dem Konzept des Schattens in der Psychologie nach C. G. Jung. Der „Schatten" steht für die verdrängten Aspekte unserer Persönlichkeit, für das, was wir lieber nicht haben wollen an uns, für das, was wir nicht leben wollen oder können, und für das, was wir dann oftmals in anderen Menschen stellvertretend bekämpfen, nervend oder furchtbar finden, vielleicht auch ein kleines bisschen faszinierend.

Als Einstiegsmoment bietet sich eine Situation an, in der Sie gerade wieder einmal besonders genervt sind von Ihrem „Schatten" in Form einer oder mehrerer Personen. Großartig! Jetzt haben Sie die richtige Inspiration für diese Übung.

Rufen Sie sich so detailliert wie möglich ins Gedächtnis, was genau Sie an dieser Person nervt. Sie können dabei ruhig genüsslich übertreiben.

Ob das eine bekannte Person ist oder ein fremder Mensch, sammeln Sie all die Eigenschaften und Verhaltensweisen, die Sie abstoßend finden, irritierend. Basteln Sie sich aus all diesen Eigenschaften in Ihrer Vorstellung einen Menschen zusammen, einen Typ, der all dieses Widerwärtige, Unmögliche vereint. Beschreiben Sie ihn:

Wie geht er? Wie spricht er? Wie sieht er aus? Wie kleidet er sich? Was macht er tagsüber, wie sehen seine Nächte aus? Was sind seine Gewohnheiten? Wie reagiert er auf Provokation? Wie isst er? Wie trinkt er? Was turnt ihn an? Was findet er blöd? Wie drückt er seine Vorlieben und Abneigungen aus? Wo verbringt er seine Urlaube? Wenn er ein Tier wäre, was für eines?

Ich lade Sie ein, eine männliche und eine weibliche Version Ihres Antityps zu entwerfen. (Denn das ist der Schatten: ein Antityp. Quasi das umgestülpte Ich, das Negativ, die invertierte Form, das Ungelebte.)

Geben Sie dieser Ihrer Sammlung von unmöglichen Eigenschaften, diesem Konglomerat einen Namen, benennen Sie diesen von Ihnen erschaffenen Typ: zum Beispiel „der Macho“, „die Tussi“, „der Hipster“, „die Über-Mama“, „der Gutmensch“, „der Schauspieler“, „die Therapeutin“ …

Dann: Formulieren Sie das von Ihnen Gesammelte als Liebesbrief: „Lieber Macho, …“ Schreiben Sie Ihrem Schatten, wie toll Sie es finden, wie er sich ausdrückt, wie frei, wie anders. Schreiben Sie, wie bewundernswert und inspirierend Sie ihn finden. Und schließlich – wenn das stimmig ist für Sie – können Sie ihm danken dafür, was Sie durch ihn erkannt haben, was Ihnen durch die Auseinandersetzung mit Ihrem Schatten bewusst geworden ist.

Farbgedicht 5

Marie-Theres Gallnbrunner

Erfahrungsebene: Hier geht es um lustvolles Eintauchen in eine Farbe und spielerisches Untersuchen der Wirkung dieser Farbschwingung auf Sie in diesem Moment.

Material: Stift

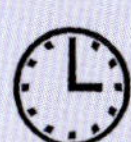 10 Minuten Schwierigkeitsgrad: I

Wie wirkt diese Farbe auf Sie? Welche Assoziationen haben Sie dazu? Wie würden Sie diese Farbe nennen?

Die farbige Seite lädt Sie ein, ein Gedicht in sie hineinzuschreiben, zu kritzeln, zu zeichnen.

(Im Buch verteilt finden Sie noch sechs weitere Farbseiten – Seiten für Ihre Farbgedichte. Wann immer Sie Lust haben, vielleicht dann, wenn eine bestimmte Farbe Sie anspricht – oder ganz besonders abstößt –, sind Sie eingeladen, ein Gedicht in die Farbe zu schreiben. Vergleichen Sie Ihre farbigen Gedichte – wie sehr haben Sie sich auf die unterschiedlichen Schwingungen einlassen können? Gab es eine Farbschwingung, die Ihnen näher war; eine andere, die Ihnen eher fremd ist? Wie hat die Farbe das von Ihnen Geschriebene schließlich beeinflusst?)

Teil VI

Identität zeigt sich im Ich und Du im Wir

Rollenbilder

Marion Bugelnig-Berger

In dieser Übung beschäftigen Sie sich mit Ihren unterschiedlichen Rollen, zwischen denen Sie innerhalb eines Tages oder innerhalb von Stunden wechseln.

Sie verhalten sich unterschiedlich, Sie sprechen in einer anderen Sprache, Sie bewegen sich anders. Mit dieser Übung soll Ihnen bewusst werden, wie viele Rollen Sie haben und wo Ihre Schwerpunkte sind.

Erfahrungsebene: Es wird herausgearbeitet, ob manche Rollen zu kurz kommen und andere zu dominant sind oder ob es Sehnsucht gibt, neue Rollen auszuprobieren.

Material: Papier und Schreibgerät zum Beantworten der Fragen, Papier in der Größe einer Postkarte, ca. 300 g/m² (zuschneiden oder eine leere weiße Postkarte kaufen), buntes Kartonpapier, Bleistift, Klebstoff, Schere

 3 Stunden Schwierigkeitsgrad: Personen: oder 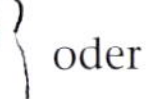

Versuchen Sie die Fragen so ausführlich wie möglich zu beantworten.

Anschließend wird auf einer weißen Postkarte eine Zusammenfassung geschrieben; auf die Vorderseite der Postkarte wird ein Symbol in Scherenschnitttechnik geklebt.

Welche Rollen leben Sie? Wie geht es Ihnen in dieser Rolle?

- Welche Rolle spielen Sie als Person, die (nicht) in einer Beziehung lebt?
- Welche Rolle spielen Sie, wenn Sie an Ihre Familie denken?
- Welche Rolle leben Sie als Freund:in?
- Welche Rolle leben Sie im Alltag?
- Welche Rolle leben Sie als Elternteil?
- Welche Rolle leben Sie als Kind von Eltern?
- Welche Rolle leben Sie in Ihrer Arbeit?
- Welche Rolle spielt bei Ihnen die Freizeit: Hobbys, Vereine ...?
- Welche Rolle spielen bei Ihnen Ihr Körper, Ihr Selbstausdruck?
- Welche dieser vielen Rollen ist Ihnen am angenehmsten?
- In welcher Rolle gehen Sie auf?
- Welche Rollen wollen Sie mehr ausleben?

Nachdem Sie die Fragen ausführlich beantwortet haben, schreiben Sie eine kurze Zusammenfassung über Ihr Rollenverhalten auf eine leere weiße Postkarte.

Für die Vorderseite der Postkarte entwickeln Sie ein Symbol, das auf die Karte geklebt wird.

Zum Schreiben der Postkarte

Beginnen Sie mit einer persönlichen Anrede.

Schreiben Sie in ein paar Sätzen, welche Rollen Sie in Ihrem Leben besonders toll spielen und welche viel Platz einnehmen und welche Rollen etwas zu kurz kommen. Vielleicht haben Sie dazu schon eine Idee, wie sich die Rollen verändern könnten. Schreiben Sie es positiv und formulieren Sie es liebevoll.

Versuchen Sie Ihre Gefühle in Farben auszudrücken. Vielleicht gelingt es Ihnen, ein Symbol zu finden, das Ihre Rolle als Frau/als Mann symbolisiert. Verwenden Sie für die Gestaltung des Symbols Kartonpapiere mit unterschiedlichen Farben und eine Schere. Das Symbol wird zuerst auf dem Papier vorgezeichnet, ausgeschnitten und dann auf die Karte geklebt. Benennen Sie am Ende der Übung Ihr Symbol. Sie können sich auch von den Arbeiten Henri Matisses inspirieren lassen; er war ein Meister des Scherenschnitts.

Das Ergebnis des Symbols kann Sie überraschen, aufheitern oder beruhigen. Sie können die Karte als Lesezeichen in ein Buch legen oder Sie hängen die Karte auf, an einen Platz, wo Sie immer wieder hinschauen – als Erinnerung, als Beweis für Ihre Übung.

Variante

Im Zweier-Team können sich die teilnehmenden Personen die Postkarten gegenseitig schreiben.

Eine Person bekommt 10 Minuten Zeit, von ihren Rollen zu berichten. Die zweite, die zuhörende, darf keine Zwischenfragen stellen, nur Verständnisfragen (Habe ich das so richtig verstanden ...?), und schreibt alles auf einem Blatt Papier mit.

Dann wechseln Sie: Die andere Person ist dran (leserlich schreiben, weil das Blatt Papier zurückgegeben wird).

Jetzt schreibt die Person, die das Interview geführt hat, eine Art Zusammenfassung auf eine Postkarte. Beginnen Sie die Postkarte mit einer persönlichen Anrede. Schreiben Sie in ein paar Sätzen, welche Rolle die Person in ihrem Leben besonders toll spielt und welche Rollen leider etwas zu kurz kommen. Schreiben Sie es positiv und formulieren Sie es liebevoll. Dann übergeben Sie die Postkarte als „Geschenk". Die Gestaltung der Vorderseite mit einem Symbol macht jede:r wieder für sich.

Seelenfreund – Seelenfreundin

Marie-Theres Gallnbrunner

Erfahrungsebene: In dieser schriftlichen Übung geht es um tiefe Selbstbegegnung und um die Integration hilfreicher, vielleicht übersehener, vielleicht unterdrückter Seelenanteile.

Material: Stift, Notizheft

 30 Minuten Schwierigkeitsgrad: II Personen: 1 oder 2

Würden Sie einen imaginären Seelengefährten auswählen, jemanden, von dem Sie gern hätten, dass er Ihnen zur Seite steht und Sie durch seine Präsenz an das Schöne im Leben erinnert, an Ihre Ideale, Ideale, die aus einem Ort der Fülle stammen (nicht aus einem Ort des Überlebens), und allein seine Gegenwart macht, dass es Ihnen wieder möglich ist, zu lachen und zu erkennen und über den Dingen zu stehen: Wie sähe dieser Mensch aus? Welche Eigenschaften besäße er?

Beschreiben Sie ihn, er-schreiben Sie ihn.

Möglicherweise sind seine Eigenschaften andere als die, die Sie täglich zu verwirklichen trachten: Möglicherweise sind die Anforderungen an so einen Seelenfreund nicht: effizient, stark, beliebt, beeindruckend, anbetungswürdig, respekteinflößend, sympathisch, autoritätsgebietend, zugänglich, unzugänglich, begehrenswert, normal, unauffällig, extravertierter, größer, schlanker, besser, schöner ..., sondern: möglicherweise erstaunlich bunt, erstaunlich verrückt, erstaunlich leise, erstaunlich peinlich, erstaunlich geformt, erstaunlich anders aussehend, erstaunlich laut, erstaunlich warm, erstaunlich kindlich, erstaunlich neugierig, erstaunlich ...

Wie spricht er zu Ihnen? Wie nennt er Sie? Wie berührt er Sie? Wodurch berührt er Sie?

Wenn Sie sich jetzt vorstellen, diese Person säße neben Ihnen – wären Sie überfordert von ihrer Energie? Was würde sie darauf antworten? Würde sie Ihnen einfach die Hand auf Ihre Hand legen – lange, so lange, bis alle Befangenheit, alle Unruhe und alles Sein-Sollen verschwunden sind? Und dann würde sie Ihnen sagen …

Nach der Begegnung mit Ihrem Seelenfreund – ist etwas anders?

Begegnen Sie sich durch einen Blick in den Spiegel: Hat sich etwas verändert? Sehen Sie sich anders? Sind Sie sichtbarer geworden?

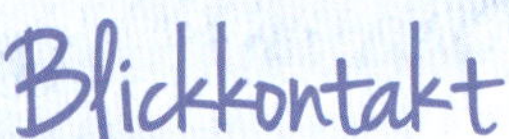

Blickkontakt

Marie-Theres Gallnbrunner

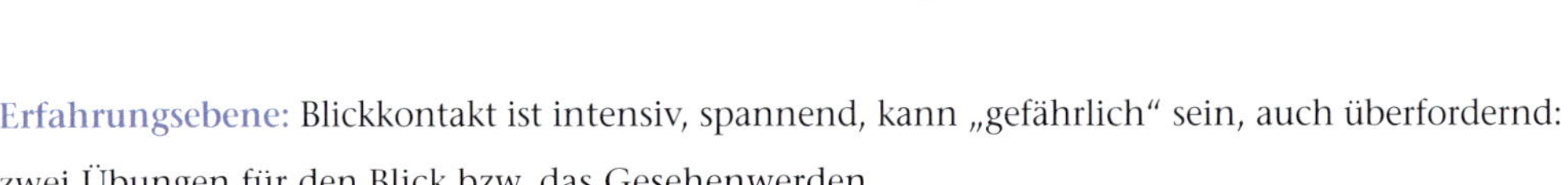

Erfahrungsebene: Blickkontakt ist intensiv, spannend, kann „gefährlich" sein, auch überfordernd: zwei Übungen für den Blick bzw. das Gesehenwerden.

Material: Papier, Stift, eventuell Farben Ihrer Wahl

10–30 Minuten Schwierigkeitsgrad: Personen: oder

Nehmen Sie sich in der Früh drei Minuten Zeit, sich im Spiegel in die Augen zu schauen. Warten Sie, bis die ersten Reaktionen (vielleicht Scham, Verlegenheit, Lachen, Weinen, Unsicherheit, Unzufriedenheit, Bewerten) vorübergegangen sind, und warten Sie, ob Sie heute durch Ihre Augen eine Botschaft an sich haben. Im Sinne von: Blickkontakt als Kanal, der die Vermittlung von Inhalten ohne Worte ermöglicht. Eine andere Sprache.

Wenn Sie ein bisschen mehr Zeit haben: Versuchen Sie das, was Sie sich da gerade über Ihre Augen vermittelt haben, das, was aufgetaucht ist, durch eine Skizze festzuhalten. Untersuchen Sie, was Sie gefunden haben, mittels Bleistift oder Farben, mit Kritzeln, Zeichnen oder Malen, lassen Sie sich dabei treiben, lassen Sie sich führen von Ihren Impulsen, lassen Sie sich überraschen von dem, was auftaucht.

Können Sie dem gemalten oder gezeichneten Widerhall des Blickkontakts einen Titel geben?

Variante

Nehmen Sie einen Ihnen lieben Menschen, der für dieses Experiment offen ist. Schauen Sie einander für eine vorher bestimmte Anzahl von Minuten in die Augen, ohne zu sprechen. Ein Kurzzeitmesser gibt Sicherheit, nimmt den Stress, dass es für die andere Person – oder für Sie selbst – vielleicht langweilig oder zu viel sein könnte. Für den Anfang würde ich vorschlagen, diesen intensiven Blickkontakt auf fünf Minuten zu beschränken.

Danach – und weiterhin ohne zu sprechen – nehmen Sie und Ihr:e Partner:in sich 20 Minuten Zeit, das Erfahrene, Gefühlte, Vermittelte aufs Papier zu bringen. Anschließend zeigen Sie einander Ihre Bilder und tauschen sich darüber aus.

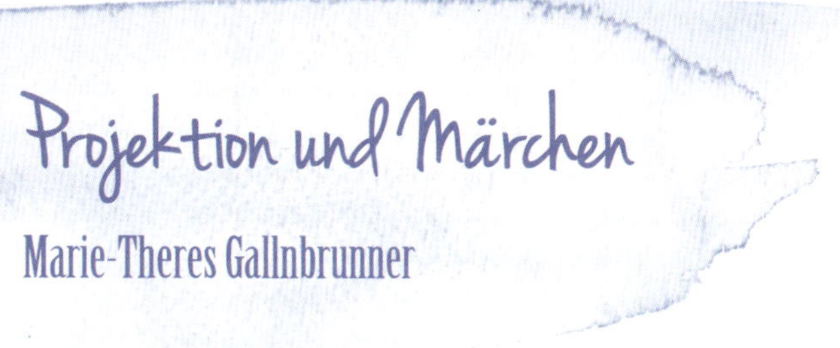

Erfahrungsebene: Ein geliebter Mensch hat ein Problem oder stagniert. Diese Situation betrifft Sie auch oder belastet Sie und Sie wissen nicht, wie Sie ihm helfen können. Diese Übung zeigt einen möglichen Weg …

Material: Papier oder Notizheft; Ihr bevorzugter Stift oder Ihre Feder

 45 Minuten · Schwierigkeitsgrad: · Personen: oder

Das ist eine Übung für den Fall, dass Ihre Freundin, Ihr Kind, Ihr Partner, Ihre Partnerin … ein Problem hat. Sie fühlen es, Sie fühlen, dieser Mensch ist bedrückt, etwas stockt … Sie können es ihm nicht sagen. Sie ahnen, würden Sie ihm direkt sagen, was bei ihm falsch läuft, wo sein blinder Fleck ist, er würde sich angegriffen fühlen, würde es von sich weisen.

Schreiben Sie ihm ein Märchen: Er ist die Hauptfigur – eine Prinzessin (eine verwunschene, verzauberte), eine Puppe, ein Hirte, eine Meerjungfrau; ein Prinz, der sich in seinem Turm eingesperrt hat; ein Tier, das sich in einen Menschen verwandeln kann und umgekehrt …

Beschreiben Sie die Situation, in der das Märchen beginnt. Sehen Sie, wohin es Sie führt. Und während Sie schreiben, lösen Sie sich langsam von der „Botschaft", von der Sie fühlten, sie „rüberbringen" zu müssen … lassen Sie das Märchen sich selbst erzählen.

Welche Helfer tauchen auf? Welche Schwierigkeiten? Welche Tests muss Ihre Hauptfigur bestehen? Welche Gefahren lauern auf sie? Eilen Tiere zu Hilfe? Gibt es magische Unterstützung? Sprechende Tiere, sprechende Gewässer …?

Das Märchen muss auch nicht zwingend ein Happy End haben. Es kann auch ein offenes Ende sein …

Es können Symbole auftauchen, die Sie vielleicht nicht sofort verstehen; das macht nichts.

Lesen Sie hier erst weiter, nachdem Sie Ihr Märchen zu Ende geschrieben haben …

Lesen Sie sich selbst Ihr Märchen laut vor, als läsen Sie es einem (Ihrem) Kind vor (dem Kind, das Sie in diesem Moment sind). Was hat dieses Märchen mit *Ihnen* zu tun? Was erzählt es über Sie? Über Ihren Schatten, Ihre Kämpfe und Ihre Ressourcen? Ihre Transformationsmöglichkeiten? Wer ist Ihnen im Märchen zu Hilfe geeilt? (Mit welchen Menschen verbinden Sie diese Hilfe? Mit welcher Ihrer eigenen Eigenschaften?) Was hat Ihnen beim Scheiben Angst gemacht, was hat Sie bewegt, berührt, Veränderung eingeleitet? Was hat sich verwandelt? Was hat Sie erlöst, was hat sich gelöst?

Was erzählt dieses Märchen über Sie?

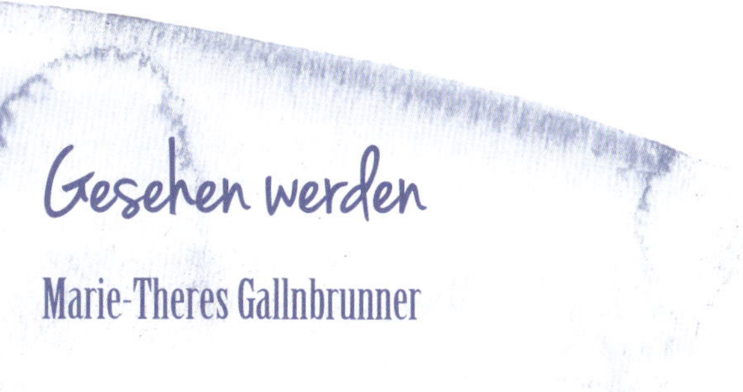

Gesehen werden

Marie-Theres Gallnbrunner

Erfahrungsebene: Hier geht es um die Erfahrung eines liebevollen Gesehenwerdens aus der Perspektive eines anderen Menschen und darum, durch diese (vielleicht sehr andere) Perspektive bereichert zu werden.

Material: Ihr Kleiderschrank und sein Inhalt

 Mindestens 1 Stunde Schwierigkeitsgrad: Personen: 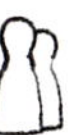

Stellen Sie sich mit einem Menschen, von dem Sie fühlen, dass er Sie sieht und liebevoll wahrnimmt, vor Ihren Kleiderschrank. (Das kann eine beste Freundin sein, ein bester Freund oder eine neue Freundin, die Sie noch nicht lange kennen; Ihr Partner/Ihre Partnerin, Ihre Mutter, Ihr Vater, Ihr Bruder, Ihre Schwester – wenn Sie gerade gut mit ihm/ihr klarkommen. Oder Sie machen diese Übung mit verschiedenen Menschen nacheinander – dann können Sie eine „Vergleichsstudie" machen!) Lassen Sie diesen Menschen Ihren Kleiderschrank anschauen. Mit Muße. Lassen Sie sich Zeit dabei. Vielleicht passt Musik, die Sie mögen, zur Übung.

Dann lassen Sie Ihren Übungspartner eine Kombination für Sie auswählen. Ziehen Sie sie an, legen Sie die Accessoires nach seinen Anweisungen an. Betrachten Sie sich im Spiegel. Wie fühlen Sie sich in den für Sie ausgesuchten Kleidungsstücken? Ist es ein neuer Blick auf Sie? Was sagt dieser Blick? Was sieht dieser Blick eines anderen Menschen an Ihnen, das Ihnen neu ist? Welche Eigenschaft wird neu, anders, bestärkt, sichtbar durch diese andere Perspektive auf Sie? Sie können natürlich auch Fotos machen, wenn Sie das Gesehene festhalten wollen. Fühlen Sie sich gesehen? Sind Sie sich fremd? Können Sie das Gesehene annehmen? Erstaunt, begeistert, dankbar, verstört, angeregt?

Es ist spannend, diese Übung zu machen mit jemandem, der Sie schon lange kennt, und mit jemandem, der erst seit Kurzem in Ihrem Leben ist.

Selbstannahme

Alexandra Reis

Be careful
how you talk to yourself
because you are listening.

Lisa M. Hayes

Affirmationen[*] bzw. Worte können genutzt werden, um die eigene Selbstannahme zu stärken. Die meisten von uns haben einen starken „inneren" Kritiker. Das heißt, dass wir gut darin sind, uns selber schlecht bzw. kleinzumachen, und unsere Gedanken uns selbst gegenüber sind oft entwertend und lieblos. Dieser Umgang mit uns selbst ist meist biografischer Natur und bedingt durch unser Umfeld. Um diese Gewohnheiten zu durchbrechen, ist die folgende Übung ein guter Anfang. Falls das für Sie nicht oder kaum zutrifft, kann diese Übung trotz allem stärkend wirken.

Der Grundansatz dieser Übung kommt aus der positiven Psychologie und wird hier durch Farbe und Ausgestaltung erweitert. Ich bin keine Anhängerin der positiven Psychologie, jedoch bin ich der Überzeugung, dass Worte ganzheitlich – physiologisch und psychologisch – große Wirkung und Macht auf uns ausüben. Und warum nicht auch die Wirkung positiv für uns nützen?

Erfahrungsebene: Ich-Stärkung, die Wirkung von Worten spüren

Material: Drucker, Papier, Farben

 etwa 30 Minuten Schwierigkeitsgrad: | Personen: 1 oder 2

---

* Affirmationen sind in der Psychologie eine mögliche Methode, wenn es darum geht, sich selbst zu ändern. Unter Affirmation versteht man dabei einen selbstbejahenden Satz, den man sich selbst wieder und wieder sagt, um die Gedanken allmählich „umzuprogrammieren". Ziel dabei ist es, Verhalten und Gefühle dauerhaft zu verändern, denn Denken, Fühlen und Handeln hängen zusammen. Wenn man seine Gedanken durch Affirmationen dauerhaft ändert, dann ändert sich nach einiger Zeit vielleicht auch das Verhalten und vielleicht ändern sich auch die damit verbundenen Gefühle.

Kopieren und vergrößern Sie folgenden Text:

ICH BIN GUT,
SO WIE ICH BIN!
ICH BIN DAS BESTE,
WAS MIR JE PASSIERT IST!

Versuchen Sie sich in eine feierliche Stimmung zu versetzen (dabei kann Musik oder die Erinnerung an einen feierlichen Moment helfen).

Malen Sie die Buchstaben mit Genuss (spielerisch bis meditativ) und Sorgfalt aus. Spaß kann es auch machen, sie mit Mustern auszufüllen (zum Beispiel Zentangle® – eine abstrakte Zeichnung mit sich wiederholenden, strukturierten Mustern).

Geben Sie gerne auch Impulsen nach und lassen Sie daraus weitere Bilder entstehen.

Nach dem Malen oder Gestalten: Wie ist es Ihnen gegangen? Machen Sie sich Notizen (siehe auch Basisübung 2, S. 47).

Wenn Sie dieses Bild dann an einem Ort aufhängen, an dem Sie es täglich sehen, unterstützen Sie Ihr Unbewusstes dabei, Neues zu lernen bzw. „Altes zu überschreiben“. Die negativen Worte sind über eine Zeitlang „antrainiert“ worden, meist durch unser Umfeld, und daher braucht es auch eine Zeit und einen bewussten Umgang damit, „neue“ innere Worte zu trainieren.

Variante

Suchen Sie sich andere stärkende Sprüche für diese Übung.

Das Ferne mit dem Nahen verbinden

Alexandra Reis

Auch im „Hässlichen“ liegt ein Schatz verborgen. Warum finden wir etwas nicht so schön? Was genau stößt uns ab? Ist es angelernt oder wirklich unsere eigene Meinung? Woher kommt diese?

Erfahrungsebene: Übernommenes oder Eigenes hinterfragen

Material: alte Zeitungen, Zeitschriften, Fotos, Klebstoff, Schere

 30–40 Minuten Schwierigkeitsgrad: Personen: oder 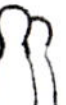

Suchen Sie aus einer Sammlung von Zeitschriften, Zeitungen und Fotos je ein Bild heraus, das Ihnen zusagt, und eines, das Ihnen gar nicht zusagt. Versuchen Sie spontan – ohne viel zu überlegen – zu wählen.

Nun nehmen Sie sich zu jedem Bild zwei, drei Minuten Zeit und schreiben alles auf, was Sie damit verbinden und was Ihnen dazu einfällt.

Mit diesen zwei Bildern gehen Sie nun in die Gestaltung. Machen Sie ein oder zwei Werke daraus, indem Sie die Bilder aufkleben und in die Gestaltung integrieren. Nehmen Sie sich dafür mindestens 20 Minuten Zeit.

Bildbetrachtung und Prozessbeschreibung erfolgen mithilfe von Notizen.

Hat sich etwas verändert? (Siehe auch dazu Basisübung 2, S. 47.)

> *When you realize how perfect everything is, you will tilt your head back and laugh at the sky.*
>
> Buddha

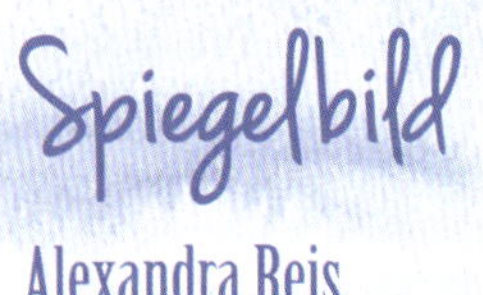

Spiegelbild

Alexandra Reis

Durch die kreative Beschäftigung mit dem eigenen Gesicht und Portrait sich selber etwas näherkommen. Was mag ich an mir? Was erzählen mir mein Gesicht, meine Augen, mein Mund …?

Erfahrungsebene: Selbsterkundung

Material: Papier (gekörntes Papier, das etwas Wasser aufnehmen kann), wasserlösliche Stifte (zum Beispiel Kreidestifte), Farben, Spiegel

 50–60 Minuten Schwierigkeitsgrad: Personen: oder

Stellen Sie sich vor einen Spiegel und malen Sie Ihre Konturen mit einem wasserlöslichen Stift auf den Spiegel. Schließen Sie dabei ein Auge, dann klappt es.

Feuchten Sie ein Blatt Malpapier an und drücken Sie es gegen den Spiegel. Drücken Sie etwas an, so überträgt sich das Bild.

Machen Sie mehrere Versuche, bis ein paar Abdrücke entstanden sind, mit denen Sie weiterarbeiten können.

Damit können Sie jetzt mit Farben, Stiften, Kohle, Kreide mehrere Selbstportraits entstehen lassen. Füllen Sie Flächen mit Farbe oder verstärken Sie Konturen. Lassen Sie sich durch Kontur, Form und Flächen inspirieren und verleiten, etwas auszuprobieren.

Wählen Sie einige Ihrer Werke aus und breiten Sie sie auf dem Tisch oder dem Boden vor sich aus. Reflektieren Sie mithilfe der Fragen aus Basisübung 2, S. 47.

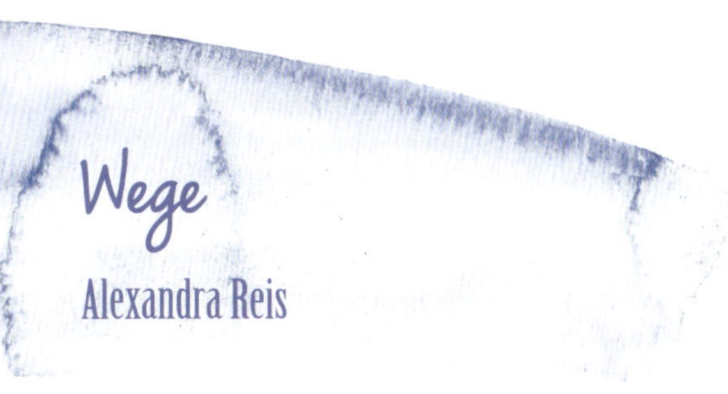

Wege

Alexandra Reis

Unser Leben besteht aus Wegen. Ziele erreichen wir nur, wenn wir einen Weg beschreiten und uns darauf hinbewegen. Sich orientieren, sich aufmachen, Hürden bewältigen, Wind und Wetter ausgesetzt sein, sich dazwischen stärken und erholen, Lust- und Fruststrecken erfahren, ohne und mit Begleitung Strecken zurücklegen, schließlich ankommen und feiern. Dies gilt sowohl für die orts- und körperbezogene Bewegung als auch sinnbildlich für unsere persönliche Entwicklung (also für körperliche, geistige und seelische Wege).

Erfahrungsebene: Biografie, Orientierung, Ziele, Stärken, Kompetenzen

Material: großer Bogen Papier, Stifte, Farben, Zeitschriften, Material Ihrer Wahl

 60 Minuten Schwierigkeitsgrad: Personen: oder

Nehmen Sie ein großes Blatt Papier und zeichnen/malen Sie Ihre Wege, die Sie gegangen sind, die Sie gehen und die Sie gehen werden.

Gestalten Sie Ihre Wege aus und verweilen Sie dort, wo es Sie hinzieht und es Ihnen guttut. Arbeiten Sie mit Symbolen, Farben, Formen, Andeutungen oder auch mit Schrift und Bildern oder anderem Material für die jeweiligen Lebensstationen.

Ziehen Sie Resümee, schaffen Sie sich einen Überblick über schon gegangene Wege: Wo stehen Sie jetzt und welche Wege warten noch auf Sie, um entdeckt zu werden?

Stärken, Erfolge, Erreichtes, Glücksmomente ergeben Ihre persönliche Schatzkarte. Sind sie eingezeichnet?

Es gibt Stationen, die traurig oder belastend sind. Achten Sie gut auf sich – nehmen Sie auch diese Wegabschnitte wahr und grüßen Sie sie wie einen alten Freund. Wenn Sie merken, da ist noch viel Unaufgearbeitetes, sagen Sie diesem alten Freund: „Ich komme wieder, doch vorerst habe ich einen anderen Auftrag!" Dabei rate ich Ihnen, mit wohlwollenden, alten Freunden und Freundinnen darüber zu sprechen oder professionelle Beratung, Therapie oder Ähnliches in Anspruch zu nehmen.

Hier geht es jetzt um Ihre Lebenswege und die verschiedenen Qualitäten.

Wenn Sie Lust verspüren, können Sie immer wieder an diesem Bild weiterarbeiten.

> *Feeling unsure and lost is part of your path.*
> *Don't avoid it.*
> *See what those feelings are showing you*
> *and use it. Take a breath.*
> *You'll be okay.*
> *Even if you don't feel okay all the time.*
>
> Louis C. K.

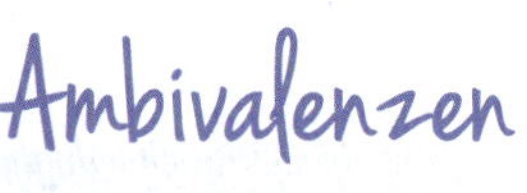

Alexandra Reis

Unsere Umwelt besteht aus widersprüchlichen Inhalten. Wir werden mit Vielfalt und Widersprüchen konfrontiert. Innerpsychisch entstehen dadurch Konflikte. Doch die Grundmotivation menschlichen Handelns besteht darin, Konflikte zu mindern oder zu vermeiden. Wir sind von klein auf gefordert, gegensätzliche Pole, zum Beispiel das Spannungsfeld zwischen Autonomie und Abhängigkeit, auszuhalten.

Dieses Spannungsfeld zeigt sich in der Beziehung zur Umwelt als Grundkonflikt zwischen Bindung und Loslösung. Dieser Grundkonflikt führt zu besonders großen Spannungen, wenn es darum geht, einen Schritt in Richtung Individuation zu machen, d.h., er ist oft die treibende Kraft zur Reifung und Veränderung … Seelische Gesundheit beinhaltet die Fähigkeit, diese Spannungen und Widersprüche wahrzunehmen und mit ihnen umzugehen, sich mit ihnen auseinanderzusetzen und sie auszuhalten; sie nicht nur als belastend, sondern auch als entwicklungsfördernd, als Chance zu betrachten, d.h. bewusst mit ihnen zu leben.

Elisabeth Otscheret: „Ambivalenz. Geschichte und Interpretation der menschlichen Zwiespältigkeit". Asanger, 1988

Unser Denken, Fühlen und Handeln wird von inneren und äußeren Einflüssen, von gegensätzlichen Gefühlen, Erwartungen und Zielsetzungen geleitet. In der folgenden Übung können Sie dem etwas auf den Grund gehen. Ohne Ambivalenzen gäbe es auch keine Spannung, alles wäre ein Einheitsbrei, in dem wir uns bewegen. Keine Freude ohne Leid. Kein Ich ohne ein Wir usw.

Erfahrungsebene: Auseinandersetzung mit Spannungsfeldern

Material: Stifte, Papier, Farben, Schere

 40–50 Minuten Schwierigkeitsgrad:  Personen: 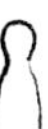

Machen Sie sich eine Liste mit gegensätzlichen Gefühlen, Eigenschaften, Handlungen, was Ihnen einfällt. Finden Sie mindestens 20 Paare. Schneiden Sie die Wörter aus und sammeln Sie sie in einem Gefäß. Mischen Sie gut durch und ziehen Sie dann zwischen drei und fünf Zettelchen.

Lassen Sie die Begriffe auf sich wirken. Was lösen sie aus? Ergänzen sie sich oder sind sie kontrovers?

Gestaltung: Lassen Sie diese Begriffe auf Papier und mit Farbe einander begegnen und miteinander kommunizieren.

Nach Bildbetrachtung und Prozessbeschreibung notieren Sie sich Ihre Gedanken und Überlegungen. Für Anregungen dazu siehe Basisübung 2 (S. 47).

Das Männliche und das Weibliche in mir

Isolde Schediwy

Komplementär, einander ergänzend, gegenseitig ausgleichend – ja, das männliche und das weibliche Prinzip wirken in jedem von uns. Beide Anteile sind in uns unterschiedlich integriert und werden von uns unterschiedlich wahrgenommen, unterschiedlich gelebt – wie sieht das bei Ihnen aus?

Wie sehr sind die Qualitäten der beiden Energien oder Aspekte Ihnen bewusst? Wie könnte so ein Zusammentreffen der beiden Pole aussehen, was könnte es bewirken?

In dieser Übung dürfen sich das Männliche und das Weibliche in Ihnen zu einem gemeinsamen Tanz auffordern – lassen Sie sich überraschen, was für eine Choreografie die beiden auf das Tanzparkett zaubern!

Erfahrungsebene: sich mit den eigenen männlichen und weiblichen Anteilen beschäftigen

Material: Buntstifte, Filzstifte, Ölkreiden, Acryl-/Wasserfarben, Pinsel, Wasser, Zeichenpapier in verschiedenen Größen/Stärken (je nachdem, welches Utensil verwendet wird)

 30 Minuten Schwierigkeitsgrad: Personen: oder 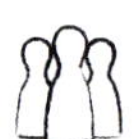

Bereiten Sie Ihren Arbeitsplatz vor und nehmen Sie eine bequeme Haltung ein. Betrachten Sie in Ruhe die verschiedenen Farbnuancen der Mal- und Zeichenutensilien. Fragen Sie sich, welche Farben Sie persönlich eher mit dem männlichen und welche eher mit dem weiblichen Prinzip verbinden. Mit welchen Farben/Farbnuancen und mit welchem Material wollen Sie die Dynamiken der beiden gegensätzlichen Anteile in Ihnen zum Ausdruck bringen? Wählen Sie für weiblich und männlich jeweils eine Farbe und jeweils ein Zeichenutensil.

Beginnen Sie mit einer der beiden Farben für jeweils die männliche oder weibliche Energie. Lassen Sie sich von der spezifischen Energie führen und zeichnen Sie ihre

Spuren, wie Sie sie empfinden. Dann zeichnen Sie in der gleichen Weise mit der anderen Farbe weiter. Auch ein gemeinsamer Tanz ist erlaubt: gleichzeitig beide Farben über das Papier zu bewegen, entweder beide Zeichenstifte in einer Hand haltend oder jeweils einen Stift in einer Hand haltend, über das Blatt zu führen.

Dann stellen Sie sich Fragen wie zum Beispiel: Mit welcher Farbe haben Sie begonnen? War das die Farbe, der Sie eher die männliche oder die weibliche Energie zuordnen? Wie ausgewogen sind die beiden Farben auf dem Papier aufgetragen? Welche Dynamik in den Malbewegungen der beiden Farbaufträge erkennen Sie – zackig, gerade, fließend, rund ...? Welche Dynamik, welche Formen repräsentieren für Sie eher das Weibliche oder eher das Männliche?

Inwieweit können Sie anhand des Bildes Ihre männlichen und weiblichen Qualitäten und Assoziationen dazu entdecken? Gibt es eine Erkenntnis? Gibt es etwas, das Sie überrascht?

Machen Sie sich ein paar Notizen in Ihrem Kunsttherapie-Tagebuch und versuchen Sie für Ihre Gestaltung einen Titel zu finden.

Da war doch was

Isolde Schediwy

Erfahrungsebene: Diese Übung können Sie mit früheren Gestaltungen/Bildern durchführen, aber auch im Zuge der Betrachtung eines gerade gestalteten Bildes können Sie diese Methode anwenden, um auf eine besondere Stelle Ihres Bildes einzugehen. Oft sind gerade Details, Nebenaspekte es wert, genauer hinzusehen und Neues zu entdecken. Ihre Selbstwahrnehmung und Ihre schöpferische Gestaltungsfähigkeit werden gefördert. Ihr Blick auf Ihre Einmaligkeit und Einzigartigkeit wird geschult.

Material: ein von Ihnen gestaltetes Bild (von soeben oder von früher), Farbstifte (Buntstifte/Filzstifte), Farben, die gerade zur Verfügung stehen, Papierbögen (für das „Passepartout" zum Eingrenzen eines Bildausschnittes), Zeichenpapier

 30–60 Minuten Schwierigkeitsgrad: Personen: oder

Richten Sie sich mit den oben angeführten Materialien und Utensilien Ihren Arbeitsplatz her.

Nehmen Sie sich ein Bild – entweder von früher oder von einer anderen Übung –, um sich über momentane oder immer wiederkehrende Themen klarer zu werden.

Einstimmung

Setzen Sie sich bequem hin, schließen Sie Ihre Augen und atmen Sie bewusst mehrmals hintereinander ein und aus. Lassen Sie eventuell aufsteigende Bilder, Gedanken, Gefühle vorbeiziehen, ohne sie zu bewerten – wenn es für Sie passt, atmen Sie noch einmal bewusst ein und aus und öffnen Sie dann Ihre Augen.

Mit einer absichtslosen Haltung des Nichtwissens und auch des Offenseins für alles Mögliche, das passieren könnte, begegnen Sie nun Ihrem Bild. Interessiert nehmen Sie die Farben, Formen und die Dynamik wahr. Ihre Augen gleiten über das Papier und Sie nehmen mit jedem kräftigen Atemzug intensiver wahr. Vielleicht entdecken Sie eine Stelle am Bild, eine Linie, eine Farbe, eine Form, die Sie besonders berührt. Wenn Sie mögen, grenzen Sie diese Stelle mithilfe von vier Papierbögen ein (wie einen Rahmen verwenden), sodass nur noch dieser Ausschnitt zu sehen ist. Beobachten Sie, ob – angeregt durch das Interesse am gewählten Ausschnitt – ein Impuls entsteht, eine neue Gestaltung zu beginnen, oder ob Sie vielleicht dieses Detail auf einem neuen Blatt gestalten und in weiterer Folge weitergestalten möchten.

Wenn Sie so weit sind, nehmen Sie ein Papier und Farbenmaterial Ihrer Wahl und starten Sie Ihre Entdeckungsreise, vielleicht Vertrautes wiederzufinden oder Neues zu entdecken. Lassen Sie Ihre innere Bewegtheit in eine Zeichen- oder Malbewegung übergehen und eröffnen Sie mutig neue Gestaltungsräume.

Bildbetrachtung

Wenn Sie fertig sind, betrachten Sie Ihr Werk aus einer Distanz von ein paar Schritten und nehmen Sie sich genug Zeit dafür. Wie wirkt das Bild jetzt auf Sie? Wie wirkt es auf Ihre Stimmung, auf Ihre Körperwahrnehmung? Was ist das Besondere, das sich ausgestaltet hat, das Sie bewegt?

Diese Qualität, die Sie vielleicht entdeckt haben – wie würden Sie sie benennen, mit einem Wort, einem Satz?

Machen Sie sich während der Schlussbetrachtung in Stichworten Notizen in Ihr Kunsttherapie-Tagebuch in Bezug auf den Prozess und die Erkenntnisse, die für Sie wichtig sind.

Farbgedicht 6

Marie-Theres Gallnbrunner

Erfahrungsebene: Hier geht es um lustvolles Eintauchen in eine Farbe und spielerisches Untersuchen der Wirkung dieser Farbschwingung auf Sie in diesem Moment.

Material: Stift

 10 Minuten Schwierigkeitsgrad: I

Wie wirkt diese Farbe auf Sie? Welche Assoziationen haben Sie dazu? Wie würden Sie diese Farbe nennen?

Die farbige Seite lädt Sie ein, ein Gedicht in sie hineinzuschreiben, zu kritzeln, zu zeichnen.

(Im Buch verteilt finden Sie noch sechs weitere Farbseiten – Seiten für Ihre Farbgedichte. Wann immer Sie Lust haben, vielleicht dann, wenn eine bestimmte Farbe Sie anspricht – oder ganz besonders abstößt –, sind Sie eingeladen, ein Gedicht in die Farbe zu schreiben. Vergleichen Sie Ihre farbigen Gedichte – wie sehr haben Sie sich auf die unterschiedlichen Schwingungen einlassen können? Gab es eine Farbschwingung, die Ihnen näher war; eine andere, die Ihnen eher fremd ist? Wie hat die Farbe das von Ihnen Geschriebene schließlich beeinflusst?)

Teil VII
Innenwelten Außenwelten Gefühlswelten

Widerstand

Marie-Theres Gallnbrunner

Erfahrungsebene: Eine Übung dafür, wenn sich gerade alles spießt. Wenn nichts weitergeht. Wenn Sie sich selbst im Weg stehen. Eine Übung, um sich wieder mit seiner Intuition zu verbinden: Indem wir den Widerstand beschreiben, kommen wir der Intuition wieder näher. Den Brocken beschreiben, sich ihm auf diese Weise sanft annähern und ihn schmelzen und so wieder die eigene innere Stimme hörbar machen – darum soll es hier gehen.

Material: Wählen Sie aus der Materialliste das aus, was Sie am meisten anspricht: Ton, Papier, Schere, Wachskreiden, Farbstifte, Bleistift, Kohle, Draht, Holz, Nägel, Hammer, Stein, Erde …

 45 Minuten Schwierigkeitsgrad: 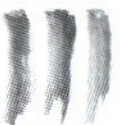 Personen: 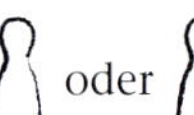

Es ist übrigens schon eine ziemliche Leistung, sich dessen bewusst zu werden, dass man sich gerade selbst im Weg steht – da ist die wichtigste Voraussetzung schon erfüllt, um etwas an der Situation zu ändern, eine Offenheit ist entstanden. Darum schätze ich Verzweiflung mittlerweile sehr – steckt man mittendrin, ist es natürlich furchtbar, aber: Verzweiflung ist ein Suchen, ein

Sich-in-Zweifel-Stellen, ein Offensein für einen neuen Weg; eine Offenheit, die ohne den Leidensdruck der Verzweiflung wohl nicht so schnell entstanden wäre. Also Gratulation, wenn Sie sich an diese Übung wagen – das Schwierigste liegt schon hinter Ihnen!

Dieses spießende, schmerzende, nervige Ding – Widerstand: Wie fühlt er sich an, wie sieht er aus, was ist seine Materialität, wie ist er beschaffen? Schleimig, grünlich, gelb, zäh, kugelig, kratzig, stachelig, wohlig, rosa, hohl, einlullend, zerfranst, kantig, hart oder bröselig ...?

Woran erinnert er Sie? Wenn Sie ihn in Ihrem Körper spüren könnten, diesen Widerstand, wo säße er? Was macht er dort? Welches Gefühl erzeugt er in Ihnen dort? Hat er Farbe oder Form?

Was möchte er? Zu welchem Impuls treibt er Sie?

Nachdem Sie ihn so gefühlt/imaginiert haben, tauchen Sie tiefer ein: Lernen Sie ihn besser kennen, indem Sie ihn gestalten. Sie können mit Farben auf Papier gestalten oder aber auch versuchen, ihn mit Ton zu formen, den Widerstand im Ton zu finden. Im Druck, in der Härte des noch nicht weichgekneteten Tons, in seiner anfänglichen Kälte. Schauen Sie, welches Material Ihrem Widerstandsbrocken am ähnlichsten ist: Vielleicht finden Sie ein Stück Holz, das Sie anspricht, vielleicht einen Stein, vielleicht einen Klumpen Erde, ein Stück Draht ...

Nähern Sie sich ihm (vorsichtig) an: Sie können ihn drehen und wenden, in Händen halten, an ihm riechen, ihn mit der Nase oder der Stirn berühren ... Beschreiben Sie ihn. Nehmen Sie Kontakt auf zu ihm. Was braucht er? Was möchte er? Was hat er Ihnen zu sagen? Welche Botschaft hat er jetzt, in diesem Moment für Sie?

Sollte die „Botschaft“ Sie ängstigen – nehmen Sie sich Zeit, um mit jemandem über dieses Ängstigende zu sprechen.

Selbstliebe

Alexandra Reis

Selbstliebe als Voraussetzung, emotional anstrengende Situationen zu bewältigen. Wenn wir uns angegriffen oder ungerecht behandelt fühlen, Angst haben, unsere Meinung zu sagen, oder vor anderen Herausforderungen stehen, sind diese meist viel weniger bedrohlich, wenn wir es schaffen, bei uns selbst zu bleiben und uns selbst wertzuschätzen.

Erfahrungsebene: Selbstannahme, Selbstliebe, Selbstakzeptanz, Achtsamkeit, Authentizität

Material: Papierbogen, Farben, Stifte, Leporello (siehe Abbildung zur Übung „Wort und Bild und Zwischenraum", S. 183), Lineal, Schere

 acht Tage lang je 20 Minuten pro Tag (am ersten Tag etwa 15 Minuten mehr zur Erstellung des Leporellos einplanen) oder am Stück etwa 1,5–2 Stunden

Schwierigkeitsgrad: 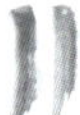 Personen: 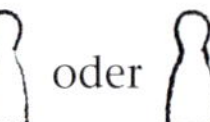

Lesen Sie untenstehend Charlie Chaplins Worte zur Selbstliebe.

Stellen Sie ein Leporello her.

Pro Einheit oder Tag widmen Sie sich je einer Strophe und setzen sich mit dem Inhalt auseinander.

Gestalten Sie eine Seite des Leporellos. Sie können das fettgedruckte Wort schreiben und dazu gestalten oder ohne Worte gestalten – was Ihnen mehr zusagt.

Am Ende der acht Einheiten haben Sie ein Selbstliebe-Tagebuch der ganz besonderen Art! Gerne können Sie mithilfe der Fragen aus Basisübung 2 (siehe S. 47) in Reflexion gehen.

Das folgende Gedicht hat Charlie Chaplin an seinem 70. Geburtstag (am 16. April 1959) geschrieben. Über 60 Jahre her und doch immer noch aktuell ... Eines der schönsten Gedichte zum Thema Selbstliebe.

Als ich mich wirklich
selbst zu lieben begann,
konnte ich erkennen,
dass emotionaler Schmerz und Leid
nur Warnung für mich sind,
gegen meine eigene Wahrheit zu leben.
Heute weiß ich, das nennt man
„Authentisch-Sein“.

Als ich mich wirklich
selbst zu lieben begann,
habe ich verstanden,
wie sehr es jemanden beschämt,
ihm meine Wünsche aufzuzwingen,
obwohl ich wusste, dass weder die Zeit reif
noch der Mensch dazu bereit war,
auch wenn ich selbst dieser Mensch war.
Heute weiß ich, das nennt man
„Selbstachtung“.

Als ich mich wirklich
selbst zu lieben begann,
habe ich aufgehört,
mich nach einem anderen Leben zu sehnen,
und konnte sehen, dass alles um mich herum
eine Aufforderung zum Wachsen war.
Heute weiß ich, das nennt man
„Reife“.

Als ich mich wirklich
selbst zu lieben begann, habe ich verstanden,
dass ich immer und bei jeder Gelegenheit,
zur richtigen Zeit am richtigen Ort bin
und dass alles, was geschieht, richtig ist –
von da an konnte ich ruhig sein.
Heute weiß ich, das nennt sich
„Selbstachtung“.

Als ich mich wirklich
selbst zu lieben begann,
habe ich aufgehört,
mich meiner freien Zeit zu berauben
und ich habe aufgehört,
weiter grandiose Projekte
für die Zukunft zu entwerfen.
Heute mache ich nur das,
was mir Spaß und Freude bereitet,
was ich liebe
und mein Herz zum Lachen bringt,
auf meine eigene Art und Weise
und in meinem Tempo.
Heute weiß ich, das nennt man
„Ehrlichkeit“.

Als ich mich wirklich selbst zu lieben begann,
habe ich mich von allem befreit,
was nicht gesund für mich war,
von Speisen, Menschen, Dingen, Situationen
und von allem, das mich immer wieder hinunterzog,
weg von mir selbst.
Anfangs nannte ich das „gesunden Egoismus“,

aber heute weiß ich, das ist
„Selbstliebe“.

Als ich mich wirklich
selbst zu lieben begann,
habe ich aufgehört,
immer recht haben zu wollen,
so habe ich mich weniger geirrt.
Heute habe ich erkannt,
das nennt man
„Einfach-Sein“.

Als ich mich wirklich
selbst zu lieben begann,
da erkannte ich,
dass mich mein Denken
armselig und krank machen kann,
als ich jedoch meine Herzenskräfte anforderte,
bekam der Verstand einen wichtigen Partner,
diese Verbindung nenne ich heute
„Herzensweisheit“.

Wir brauchen uns nicht weiter
vor Auseinandersetzungen,
Konflikten und Problemen
mit uns selbst und anderen zu fürchten,
denn sogar Sterne
kollidieren manchmal
und es entstehen neue Welten.
Heute weiß ich,
das ist **das Leben!**

Charlie Chaplin

Belastung

Alexandra Reis

Meist wissen wir sehr genau, dass wir in einer belastenden Situation stecken, sind aber manchmal hilf- oder ratlos. Ein wenig Humor oder eine Art „Auf-den-Kopf-Stellen" der Situation kann hier helfen, einen anderen Blickwinkel zu erarbeiten und etwas Leichtigkeit zu erlangen.

Erfahrungsebene: eigener Umgang, Perspektivenwechsel

Material: Stein, Karton, diverses Bastelmaterial, Farben

 etwa 20 Minuten Spaziergang, 20–30 Minuten kreatives Arbeiten, 5–10 Minuten Reflektieren

Schwierigkeitsgrad: 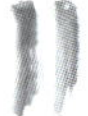 Personen: 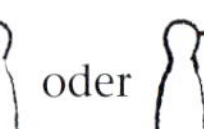

Überlegen Sie sich eine belastende Situation. Zuerst gehen Sie auf die Suche nach einem entsprechenden Stein – eine Repräsentanz für diese Situation –, der gut passt. Legen Sie den Stein vor sich hin und stellen Sie sich vor, der Stein stünde für die belastende Situation.

Beschreiben Sie den Stein: Wie schwer ist er? Wie ist die Oberfläche beschaffen? Welche Farbe hat er? Machen Sie sich Notizen.

Gehen Sie in die Gestaltung oder bauen Sie etwas für oder mit dem Stein.

Nun wird die Situation mit dem Stein auf den Kopf gestellt. Wie könnte das aussehen? Zeichnen Sie eine absurde Aktion rund um den Stein.

Bauen Sie den Stein in Ihre Gestaltung mit ein.

Was braucht der Stein?

Zeichnen Sie ihm eine Umgebung, gestalten Sie ihm eine Behausung; sie kann aus gefaltetem Papier gemacht werden, oder Sie kleben unterschiedliche Materialien zu einem dreidimensionalen Gefäß zusammen. Lassen Sie Ihrer Fantasie freien Lauf.

Nachdem Sie fertig sind, beschreiben Sie den Prozess, indem Sie Ihre Gedanken und Gefühle dazu niederschreiben. Können Sie einen Unterschied zur Situation davor ausmachen?

> *It's not the load that*
> *breaks you down.*
> *It's the way you carry it.*
>
> C.S. Lewis

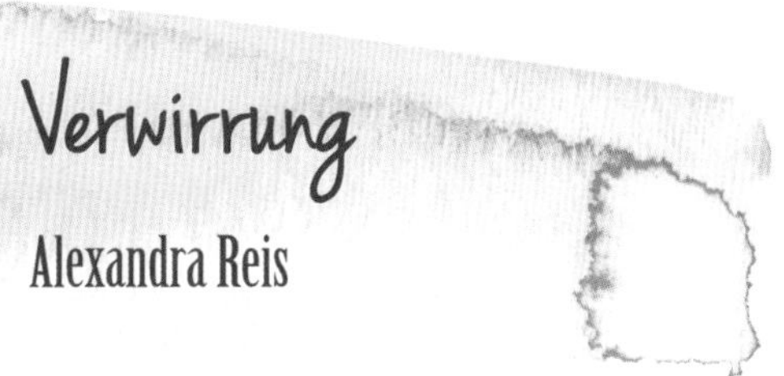

Verwirrung

Alexandra Reis

Wenn zu vieles zusammenkommt, wenn wir vor Entscheidungen stehen, kann es sein, dass wir eher verwirrt als klar sind. Folgende Übung kann helfen, sich ein wenig zu ordnen, sich einen Überblick zu verschaffen und die nächsten Schritte zu erkennen.

Erfahrungsebene: Handlungsoptionen erweitern, systemisch arbeiten

Material: Woll- und Stoffreste, Filz oder Ähnliches

 etwa 40 Minuten Schwierigkeitsgrad: | Personen: oder

Nehmen Sie Fäden, Wolle, Stoffstücke oder Ähnliches, das Ihrer Verwirrung entspricht, und ein Stück Filz als „Malunterlage“.
Stellen Sie den Ist-Zustand dar, so wie Sie ihn im Moment fühlen/empfinden, indem Sie das Material auf einer Hälfte der Unterlage auflegen.
Daneben gestalten Sie den Idealzustand, so wie Sie ihn gerne hätten.
Nach dem Betrachten reflektieren und notieren Sie sich Ihre Gedanken – hat das Legen der verschiedenen Situationen Erkenntnisse gebracht? Und was muss passieren, um den Idealzustand zu erreichen?
Wie ist es Ihnen ergangen, als Sie Ihren „Verwirrt“-Zustand gestaltet haben?
Wie ist es Ihnen ergangen, als Sie Ihren „Ideal“-Zustand gestaltet haben?
Hat sich in der Anfangssituation etwas für Sie verändert, indem Sie sich mit Ihrem Idealzustand beschäftigt haben? Gerne können Sie Fragen aus Basisübung 2 (siehe S. 47) weiterführend/vertiefend verwenden.
Planen Sie den ersten Schritt/die ersten Schritte, um die Situation zu verändern, und setzen Sie diese innerhalb der nächsten Zeit (z. B. einer Woche) um.

> *I am a fierce combination of confusing contradictions*
> *that adds up to magical possibilities.*

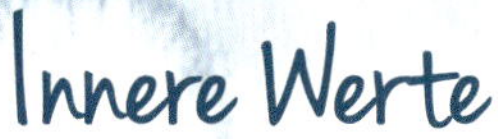

Innere Werte

Alexandra Reis

Sich seiner inneren Werte bewusst zu werden und sie im Alltag mehr und mehr zu integrieren, steigert die persönliche Zufriedenheit. Die eigene Entfremdung entsteht unter anderem, wenn wir entgegen unserer inneren Werte leben.

Doch was sind innere Werte?

Persönliche Überzeugungen, die durch wichtige Bezugspersonen, durch die Kultur und aus Erfahrungen geprägt wurden, sind etwas, dem wir einen hohen Stellenwert in unserem Leben geben und das dafür ausschlaggebend ist, ob wir etwas als falsch oder als richtig betrachten. Es liegt unserem Denken und Handeln zugrunde. Innere Werte sind Orientierungshilfen für unsere Entscheidungen und unser Tun. Leben wir mit uns im Einklang, setzen wir Ziele entsprechend unseren eigenen inneren Werten. Jeder Mensch besitzt seine ganz eigenen, individuellen Werte und definiert sie für sich ganz verschieden.

Die folgende Übung kann einen längeren (Such-)Prozess auslösen, weil eine kurze, zeitlich begrenzte Beschäftigung mit einem komplexen Thema nur ein Anstoß sein kann. Aus meiner Erfahrung heraus lohnt sich das, weil das Empfinden des Lebenssinns sehr nahe an unseren inneren Werten liegt und mit ihnen verknüpft ist.

Erfahrungsebene: sich seiner inneren Werte bewusster werden

Material: Papier, Stifte, Schere, Farben

 mindestens 40 Minuten Schwierigkeitsgrad: 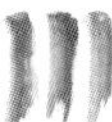 Personen: 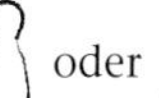

Nehmen Sie ein großes Blatt Papier und legen Sie es im Querformat vor sich hin. Schreiben Sie in die Mitte des Blattes: „meine inneren Werte“.
Nun nehmen Sie sich fünf bis zehn Minuten Zeit und schreiben Sie alles, was Ihnen in den Sinn kommt, auf das Blatt (Brainstorming). Achten Sie auf den „inneren Zensor“. Es ist alles richtig, alles darf aufgeschrieben werden, ohne Bewertung, auch wenn es gesellschaftlich gerade nicht gefragt ist (und das fällt vielen sehr schwer, auch Geübten). Horchen Sie in sich hinein!
Auch wenn Sie glauben, schon fertig zu sein, bleiben Sie noch zwei bis drei Minuten sitzen und überlegen Sie weiter; die „Nachzügler“ können auch noch interessant sein.
Als nächsten Schritt geben Sie Ihren inneren Werten Punkte von 1 bis 10, wobei 10 sehr wichtig und 1 weniger wichtig bedeutet. Dann listen Sie Ihre inneren Werte auf einem eigenen Blatt Papier nach ihrer Priorität und ihren Punkten auf.

Mit den ersten fünf Werten gehen Sie in die Gestaltung:
Dazu benötigen Sie fünf visitenkarten- oder postkartengroße Malkartons.
Gestalten Sie diese nun – je Karton ein innerer Wert. Nehmen Sie sich insgesamt mindestens 20 Minuten Zeit.
Nach der Gestaltung notieren Sie sich Ihre Gedanken und Selbstbeobachtungen!

Wie ist es Ihnen ergangen?
Wenn Sie Ihren Alltag betrachten – wie viel Raum geben Sie Ihren inneren Werten? Leben Sie danach? Gibt es Werte, die Sie wenig leben? Was brauchen Sie oder was können Sie tun, damit Sie diesen Wert zufriedenstellender leben können?

Die fünf Karten können Sie in nächster Zeit mitnehmen, in Ihrer Geldbörse oder in Ihrem Kalender, dort, wo sie täglich in Ihre Hände fallen oder wo Sie sie täglich sehen oder wahrnehmen.

> *Nothing can dim the light that shines from within.*
>
> Maya Angelou

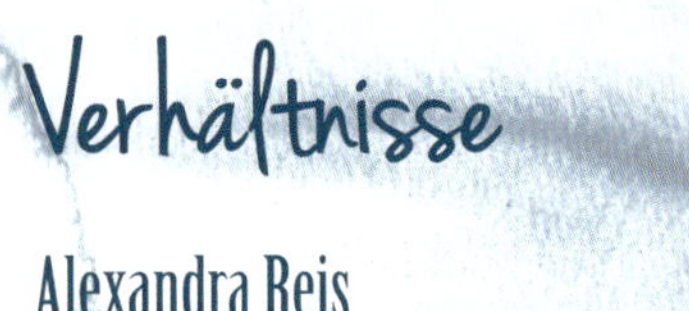

Verhältnisse

Alexandra Reis

groß klein
klein groß

Alles ist relativ!

Jeder von uns kennt das – Gefühle/Empfindungen können in der Situation überwältigend sein, und wir glauben, da nicht mehr heil rauszukommen. Und nachdem etwas Zeit vergangen ist, lachen wir im besten Fall darüber, oder das Größenverhältnis – die „Wichtigkeit" – hat sich verändert. Auch die Sicht aus der Distanz ist eine ganz andere als in der Situation selbst.

Erfahrungsebene: Perspektivenwechsel, Fantasie

Material: Papier, Stifte, Farben

 20–40 Minuten Schwierigkeitsgrad: II Personen: oder

Bei der folgenden Übung soll gespielt werden – mit Groß und Klein!

Sie kennen sicher „Alice im Wunderland". Sie dürfen jetzt Alice sein! Denken Sie nun an eine unangenehme und eine angenehme Situation. Wenn Sie beide ausgewählt haben, machen Sie den ersten Durchlauf mit der angenehmen:

1. Versetzen Sie sich zuerst gedanklich in diese Szene. An welchem Ort befinden Sie sich? Was sehen Sie? Können Sie Geräusche, Gerüche wahrnehmen? Sie entdecken einen Hebel, der mit „Spielmodus" beschriftet ist. Sie betätigen den Hebel und Ihr Spiel- und Fantasietrieb wird aktiviert. Sie fangen an zu wachsen und noch mehr zu wachsen und werden riesengroß. Nun schauen Sie sich diese Situation als Riese an. Hat sich etwas verändert? Wie fühlt sich das nun an? Was machen Sie als riesengroße Person? Verspüren Sie den Impuls, etwas zu tun? Notieren Sie sich Ihre Gedanken. Erlauben Sie Ihrer Fantasie freien Lauf, Sie schaden niemandem.

2. Stehen Sie kurz auf, gehen Sie ein paar Schritte und schütteln Sie die Gedanken, die Sie davor gehabt haben, ab. Nun stellen Sie sich die Szene noch einmal vor und werden kleiner und kleiner. Was passiert nun mit dieser Situation? Haben Sie andere Handlungsmöglichkeiten? Notieren Sie sich wieder Ihre Gedanken.

Danach machen Sie die Schritte 1 und 2 mit der unangenehmen Situation. Wählen Sie nun die eindrücklichste Szene aus und gestalten Sie dazu. Für die Bildbetrachtung verwenden Sie bitte die Fragen aus Basisübung 2 (siehe S. 47). Wie ist es Ihnen während des ganzen Prozesses ergangen? Konnten Sie spielen?

> *If it was so, it might be; and if it were so, it would be;*
> *but as it isn't, it ain't. That's logic.*
>
> Lewis Carroll

Dankbarkeit als Weg zur Fülle

Beziehung zum Leben

Alexandra Reis

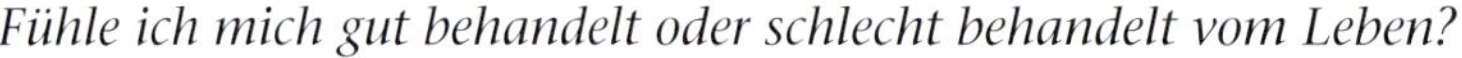

Fühle ich mich gut behandelt oder schlecht behandelt vom Leben?

Viele Menschen fühlen sich anderen gegenüber benachteiligt, ob im Privaten, im Beruf oder durch Krankheit, Mangel an Geld oder Zeit usw. Sie sind im Leben mit Mangel konfrontiert. Nun es gibt die Möglichkeit, weiterhin zu „jammern" oder intelligente Fragen zu stellen bzw. einen Veränderungsprozess zu initiieren. Das Außen kann als Projektionsfläche verstanden werden, d. h., das Außen hat mit dem Innen – mit dem eigenen Selbst – zu tun.

Erfahrungsebene: Fülle, Dankbarkeit

Material: Zeichenheft/-buch, Stifte, Farben, Kamera, Ordner zum Sammeln

 ein Tag oder mehrere Tage Schwierigkeitsgrad: Personen: oder

Eine Übung, um hier Gewohnheiten zu durchbrechen, kann das Dankbarkeitstagebuch (aus der positiven Psychologie) sein.

Sich der Fülle bewusst werden, sich darauf konzentrieren und dem Mangel weniger Raum geben – gedanklich, sprachlich, in unseren Handlungen. Hier in diesem Buch kommt eine weitere Komponente hinzu: die kreativ-inspirierende.

Legen Sie sich einen extra Ordner für das Foto-Dankbarkeitstagebuch auf Ihrem Laptop/PC/Smartphone an oder organisieren Sie sich ein Heft oder ein Sketchbook.

Die nächsten 30 Tage gilt es, Momente, Dinge und Ähnliches, für die Sie dankbar sind, durch Fotografieren oder Zeichnen/Malen „einzufangen". Entweder direkt oder abends, wenn Sie den Tag Revue passieren lassen.

Sie können auch Ausschnitte oder Symbole dafür verwenden.

Es ist sinnvoll, diese Übung über einen längeren Zeitraum (drei Wochen bis drei Monate) täglich zu machen, um Muster zu durchbrechen. Einmalig durchgeführt, eignet sich diese Übung zur Bewusstwerdung innerer Konzepte.

> *The real gift of gratitude is that the more grateful you are, the more present you become.*
>
> Robert Holden

Noch einmal zurück: Ist das Glas halb voll oder halb leer?

Überlegen Sie sich vorab intelligente Fragen, um vom Mangelbewusstsein ins Füllebewusstsein zu kommen:

____

____

____

Sich Gutes tun mit einer kreativ-schöpferischen Tätigkeit

Webbilder – Webreisen

Siegrid Jamnig

Während meiner langjährigen Beratungs- und Lehrtätigkeit entwickelte ich die Arbeit am „Webbild – die Webreise". Klient:innen, die Interesse an dieser Form der Selbsterkundung und Reflexion hatten, sind über unterschiedliche Zeiträume immer wieder auch allein gereist, haben Webbilder in der ihnen jeweils möglichen Eigen-Art gewebt und suchten Austausch in der Begleitung. Momente des Innehaltens und Handelns, verankert als fester Alltagsrhythmus, waren für sie bedeutsam, und im gemeinsamen Betrachten und Nachdenken fand sich Vielgestaltiges und Vielfältiges.

Erfahrungsebene: sich selbst und die eigene Geschichte darstellen

Material: Zum Selbstbau eines einfachen Webrahmens: 4 Holzbretter, Flügelschrauben, Nägel, ein kleiner Hammer, Schnur oder ein starker Faden zum Bespannen, eine „Schatzkiste", ein Korb für Ihr Material, Ihr Reisetagebuch und ein paar Stifte oder ein Aufnahmegerät

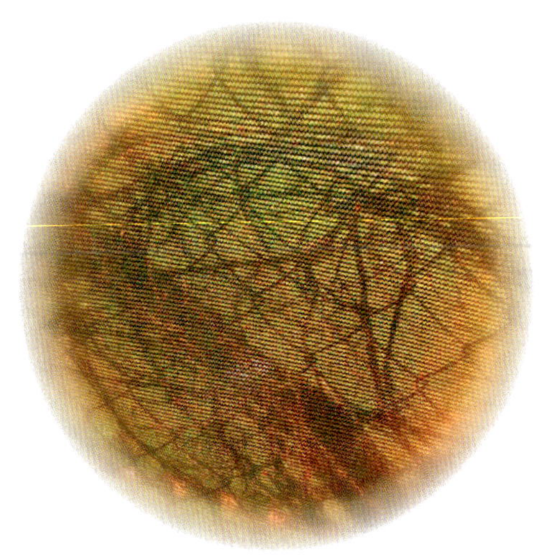

Falls Sie keinen Webrahmen bauen wollen, tut es auch ein einfacher fertiger Webrahmen in der passenden Größe (bitte bespannen Sie diesen aber auf jeden Fall selbst, um Abstände nach eigenem Gutdünken zu setzen). Das Webmaterial suchen Sie bitte immer wieder neu aus. Verwenden können Sie unterschiedlich starke Fäden, Stoffstreifen, Naturmaterialien … oder anderes ver-web-bares Material Ihrer Wahl.

 So viel Sie sich nehmen wollen. Manche haben sich ein paar Wochen, manche einige Monate Zeit genommen.

Schwierigkeitsgrad: 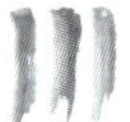 Personen: 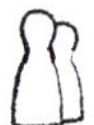 oder begleitet

Eine Webreise beginnt …

Nehmen Sie sich Zeit – die Reise dauert, darf dauern. Die einzelnen Schritte ergeben sich aus der Achtsamkeit für Ihre jeweilige Reisegeschwindigkeit. Wann und wie Sie reisen, entscheiden Sie. Sie wählen auch, ob Sie die Reise begleitet oder allein unternehmen und ob Sie das entstandene Webbild mit anderen teilen oder es vor den Blicken anderer schützen wollen. Ein Reisetagebuch/das Erzählen und Aufzeichnen (Aufnahmemöglichkeiten Ihrer Erzählung finden sich zum Beispiel auf Ihrem Mobiltelefon) von Erlebtem ermöglichen es Ihnen, die Reise selbst oder begleitet zu reflektieren. Manchmal wählen wir Prozesse, die dem eigenen Erkennen dienen, manchmal wollen und brauchen wir Austausch. Unabhängig davon, wie Sie sich jetzt entscheiden, Wege beginnen mit dem ersten Schritt und Reiserouten können sich ändern, je nachdem, was wir erleben und erfahren.

Das Reisen führt uns zu uns zurück.

Albert Camus

Mit sich im Kontakt

Erleben – wahrnehmen – fühlen – erfassen – gestalten – verstehen – Bezug nehmen – handeln – erleben – wahrnehmen – fühlen – erfassen …

Zunächst Kontakt aufspüren – in mir – zu mir – zu meiner momentanen Haltung, meinem Atem, meinem „inneren Gestimmtsein", meinem „Wollen" … Sich dann in eine vertraute, einfache Wahrnehmungsübung begeben. Kontakt halten mit sich.

Begegnungen – ein Webbild entsteht …

Im Kontakt Räume erkunden … den Raum für mein „Wollen" betreten … den mir möglichen Raum mit Händen/Armen/Körper (be-)greifen, umfassen – die für mich passende Form/Größe für einen möglichen Webrahmen finden – mich festlegen – einen einfachen Webrahmen bauen und bespannen.

Übrigens unterliegt auch der Abstand der Nägel ausschließlich Ihrer Entscheidung.

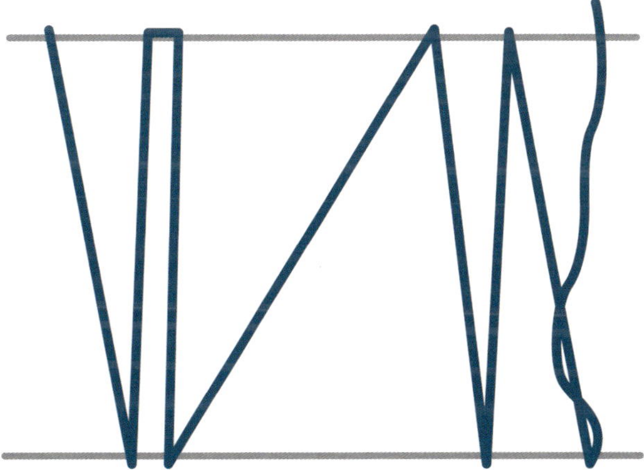

Webmaterial aus Ihrer Schatzkiste, Ihrem Korb suchen und finden …
Vergessen Sie nicht Ihr Reisetagebuch, ein paar Stifte oder ein Aufnahmegerät.

Zwischen Innehalten und Bewegung – unterschiedlich lange Reisen – unterschiedliche Reiseetappen …

Zu weben beginnen …
Bewegungen erwachen …
Bilder tauchen auf …

Erlauben Sie Ihren Händen, zu weben – zart … kräftig … eng … weit … vor … zurück …

Nicht nachdenken, was daraus werden soll … werden darf, was will. Sie bestimmen, wann Sie eine Pause einlegen, welche Strecke Sie jeden Tag zurücklegen, wie Sie die Fäden aufgreifen, wo eine Reihe endet, in welcher und in welche Dichte Sie weben. Ermutigen Sie sich, unterschiedliche Möglichkeiten des Innehaltens und der Gestaltung zuzulassen. Es entstehen dadurch Räume für die Wahrnehmung von Tagesstimmungen. Das Aufgreifen momentaner Bewegungsimpulse webt Muster, schafft Möglichkeiten des Handelns, der Betrachtung, des Einordnens, Austauschens, Annehmens, Veränderns eigener Muster.

Ihr Innehalten, Weben, Innehalten, Reflektieren formt das Webbild – die damit verbundenen Prozesse bergen den Ausdruck Ihrer gegenwärtigen Bewegungen und Entwicklungen. Die Webreise und die Arbeit am Webbild verdeutlichen unterschiedliche individuelle Prozesse – sind selbst Prozess. Die Art und Weise des Entstehens und die an das Weben anschließenden Betrachtungen eröffnen Möglichkeiten der *Einsicht*nahme und des Aufgreifens von „sichtbar und begreifbar Gewordenem".

Erkennen momentaner *Eigenart*

Im Tun entsteht Wahrnehmung, formt sich Erkennen, entsteht Resonanz … Nehmen Sie sich immer wieder ausreichend Zeit, um das Entstehen Ihres Webbildes nach dem Weben zu betrachten; achten Sie auf damit verbundene Gefühle und Gedanken. Halten Sie für Sie Wesentliches in Ihrer Reisedokumentation fest – falls nötig, suchen Sie Möglichkeiten des Austauschs mit Menschen, denen Sie vertrauen und die Sie schätzen.

Ergänzen Sie, solange Sie weben, immer wieder Ihre Webmaterialien.

Die Kraft des Schöpferischen kann nicht genannt werden.
Sie bleibt letzten Endes geheimnisvoll.

Paul Klee

Eine Webreise endet vorläufig …

Das Webbild ist fertiggewebt, hat einen passenden Platz gefunden. Ihre Betrachtungen, die damit verbundenen Gedanken und Erkenntnisse sind, soweit es Ihnen möglich war, mit Ihrem Alltag verwoben und die Reisedokumentation als mögliche Nachlese wartet an einem Lieblingsplatz.

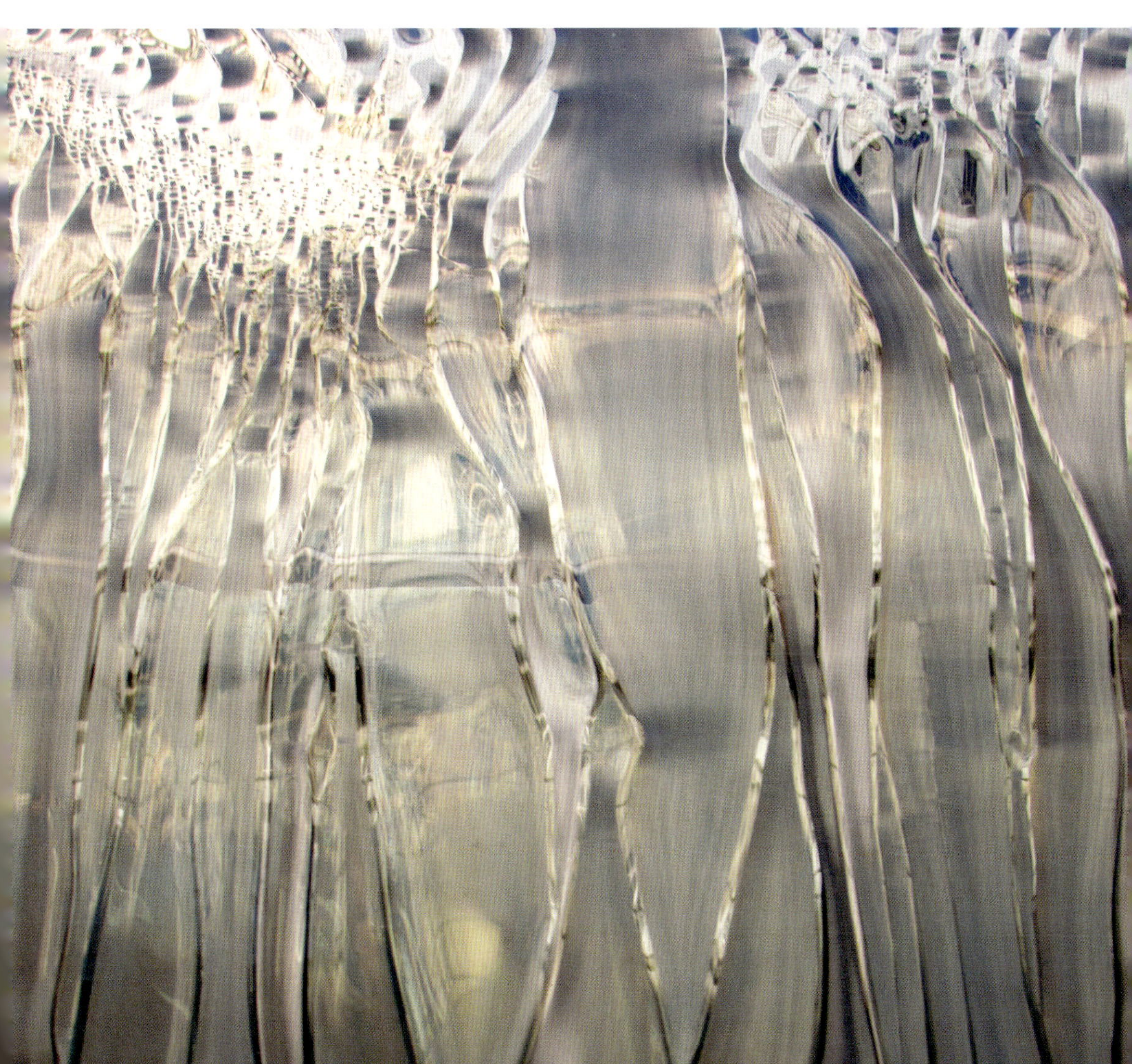

Selfie

Alexandra Reis

Das „Selfie", die Selbstabbildung mithilfe eines Smartphones, ist sehr verbreitet auf den heutigen Social-Media-Plattformen. Selbstinszenierung ist nicht nur unter Jugendlichen ein sehr weit verbreiteter und beliebter Kommunikationsstil. Hier in dieser Übung wird nicht „gepostet". Der Fokus liegt auf dem Ausdrucksmittel und der Beschäftigung damit.

Erfahrungsebene: Neues ausprobieren, Selbstdarstellung

Material: Smartphone oder digitale Kamera, Drucker, Papier, Farben, Material Ihrer Wahl

 1 Stunde   Schwierigkeitsgrad: I   Personen: 1 oder 2

Nehmen Sie sich eine Stunde Zeit. Suchen Sie Orte (gewöhnliche und/oder außergewöhnliche) in Ihrer Umgebung auf und machen Sie „Selfies".

Spielen Sie mit Perspektiven, Mimik, Accessoires, Spiegeln, mit Architektonischem und Natürlichem, mit Licht und Schatten, mit Außergewöhnlichem, mit Straßenkreiden, Fotobearbeitungs-Apps ...

So kommen einige Selfies zusammen, die Sie dann ausdrucken und vor sich ausbreiten. Nun gehen Sie in die Gestaltung und lassen daraus etwas entstehen: etwa eine Collage mit oder ohne Farbe oder wie ein Comicstrip – was Ihnen einfällt und was Sie ausprobieren möchten.

Nach der Übung

Wie ist es Ihnen gegangen? Welche Orte haben Sie ausgewählt? Was hat sich entwickelt/was ist entstanden? Machen Sie sich Notizen zum Prozess (hier können Sie gerne wieder die Fragen aus Basisübung 2, S. 47, hinzunehmen).

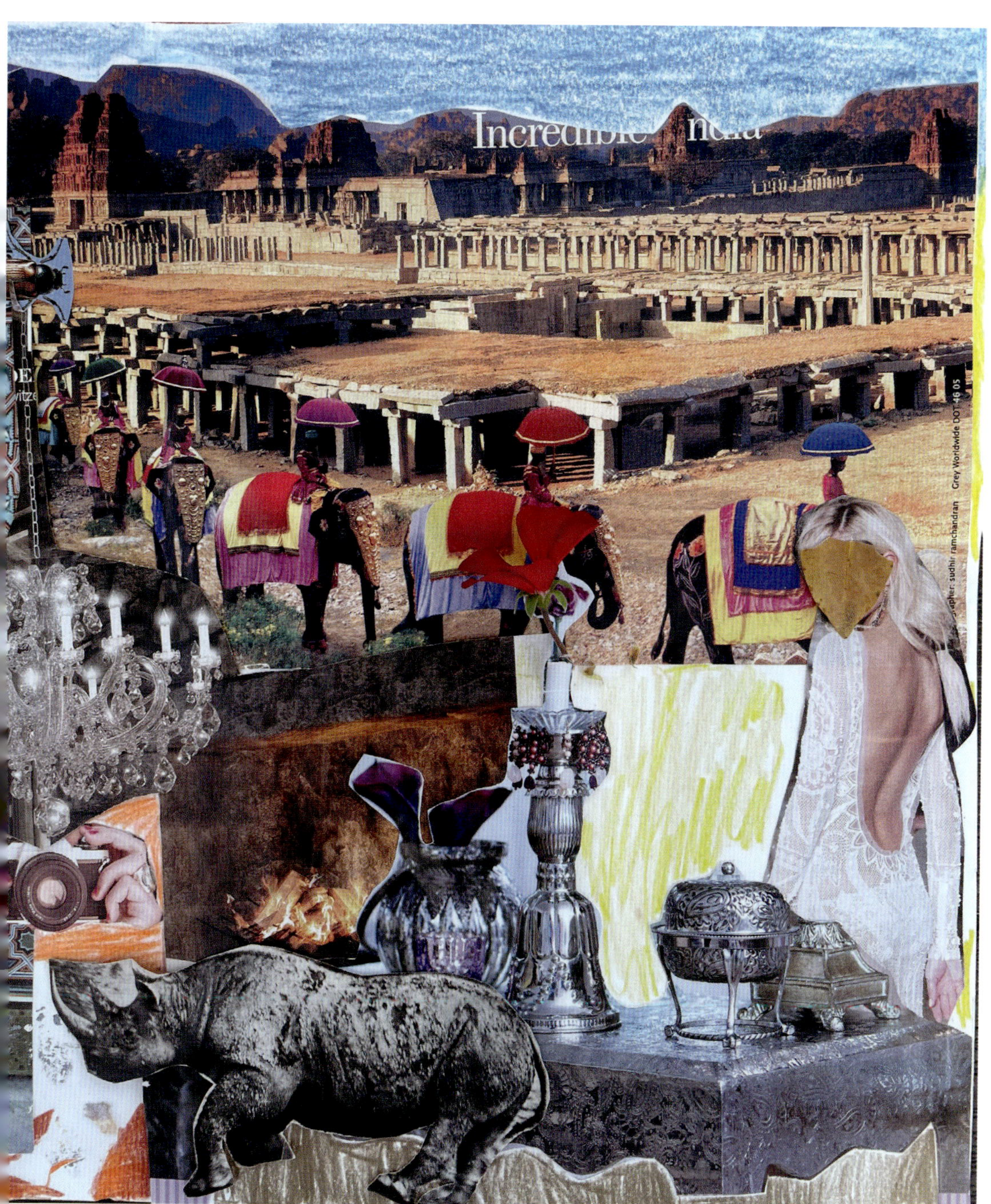
grapher: sudhir ramchandran
Grey Worldwide DOT 46 05

Farbgedicht 7

Marie-Theres Gallnbrunner

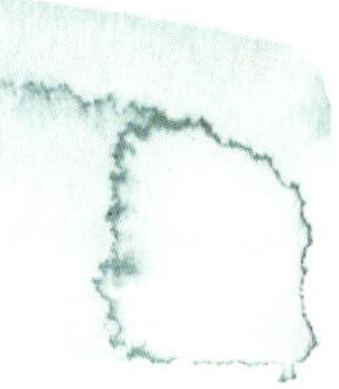

Erfahrungsebene: Hier geht es um lustvolles Eintauchen in eine Farbe und spielerisches Untersuchen der Wirkung dieser Farbschwingung auf Sie in diesem Moment.

Material: Stift

 10 Minuten Schwierigkeitsgrad: I

Wie wirkt diese Farbe auf Sie? Welche Assoziationen haben Sie dazu? Wie würden Sie diese Farbe nennen?

Die farbige Seite lädt Sie ein, ein Gedicht in sie hineinzuschreiben, zu kritzeln, zu zeichnen.

(Im Buch verteilt finden Sie noch sechs weitere Farbseiten – Seiten für Ihre Farbgedichte. Wann immer Sie Lust haben, vielleicht dann, wenn eine bestimmte Farbe Sie anspricht – oder ganz besonders abstößt –, sind Sie eingeladen, ein Gedicht in die Farbe zu schreiben. Vergleichen Sie Ihre farbigen Gedichte – wie sehr haben Sie sich auf die unterschiedlichen Schwingungen einlassen können? Gab es eine Farbschwingung, die Ihnen näher war; eine andere, die Ihnen eher fremd ist? Wie hat die Farbe das von Ihnen Geschriebene schließlich beeinflusst?)

Teil VIII

Tiefer tauchen

Schätze bergen zwischen Schreiben und Gestalten

WortArt-Basisübung

Marion Bugelnig-Berger und Karin Wetschanow

Die WortArt-Methode von Bugelnig-Berger und Wetschanow verbindet Kunsttherapie mit dem Schreiben. Die Beeinflussung des einen Mediums durch das andere eröffnet neue Wege. In Worte gefasste Gedanken werden durch intuitives Malen aufs Papier gebracht, Bilder inspirieren zu Geschichten. Das Wort wird zum Bild, um uns dann erneut zur Sprache zu bringen.

Erfahrungsebene: Durch das Zusammenspiel von Wort und Bild können Dinge klarer benannt und Möglichkeiten zur Veränderung wahrgenommen werden. Sie erleben eine Momentaufnahme von Ihrem körperlichen und psychischen Zustand. Durch diese Übung wird Ihre Selbstwahrnehmung gefördert.

Material: Legen Sie möglichst viele unterschiedliche Malutensilien bereit, damit Sie aus einem breiten Angebot wählen können. Wir empfehlen: Bleistifte, Buntstifte, Filzstifte, Pastellkreiden, Ölkreiden, Kohlestifte, Aquarellfarben, Acrylfarben und A3- oder A2-Papier (ca. 200 g/m^2).

Richten Sie sich Ihren Arbeitsplatz bereits ganz zu Beginn jeder Übung her. Sie sollten die Möglichkeit haben, rasch zum Malen bzw. Zeichnen überzugehen.

 2 Stunden allein, in der Gruppe 4–6 Stunden (je nach Gruppengröße)

Schwierigkeitsgrad: 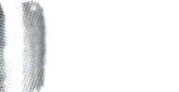 Personen: 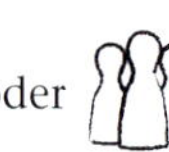 oder

Wie alle weiteren Varianten der WortArt-Basisübung besteht auch diese aus fünf aufeinander aufbauenden Stationen. In einer Abfolge von Schreib- und Gestaltungsaufgaben nähern wir uns immer konkreter unseren momentanen Lebensthemen, dem, was uns bewegt, oder dem, was wir bewegen wollen. Zentrale Techniken in jeder Variante sind das automatische Schreiben oder „Free Writing", das Identifizieren magischer Worte, das freie bildnerische Gestalten und die Betitelung. Die WortArt-Basisübung beginnt mit einem Free Writing.

Automatisches Schreiben oder „Free Writing"

Dieses „unschuldige Schreiben" ist die erste Kontaktaufnahme mit uns selbst und hilft uns dabei, in der konkreten Übungssituation anzukommen. Lästige Gedanken an die Pflichten und Versäumnisse im Alltagsleben können noch einmal aufs Papier gebracht und dann auch mal für die Zeit des Arbeitens vergessen werden.

Setzen Sie sich bequem hin und nehmen Sie ein Blatt Papier und einen Stift. Wählen Sie ein Schreibgerät, das gut in der Hand liegt und mit dem Sie längere Zeit schreiben können. Stellen Sie Ihre Uhr auf 30 Minuten.

Schreiben Sie nun die ganze Zeit in einem Fluss durch. Lassen Sie die Worte völlig unschuldig aufs Papier tropfen. Planen Sie nicht, was Sie schreiben wollen, und korrigieren Sie nicht, was Sie geschrieben haben. Schreiben Sie in der Sprache oder den Sprachen, die sich Ihnen aufdrängen. Lassen Sie sich von Ihren eigenen Gedanken überraschen: Hören Sie Ihrem Gedankenstrom zu und schreiben Sie nieder, was Sie hören. Alles, was Sie schreiben, ist gut. Nichts ist richtig und nichts ist falsch. Hören Sie nur nicht auf zu schreiben! Es kann sein, dass Ihre Hand zu schmerzen beginnt, weil Sie es nicht gewohnt sind, so lange zu schreiben. Schütteln Sie Ihre Hand dann kurz aus und schreiben Sie weiter. Fühlen Sie sich frei, zu schreiben, was Ihnen in den Sinn kommt.

Magische Worte

Die Suche nach „magischen Worten" im Text ist ein wichtiger Schritt beim Erkennen zentraler Themen. „Magische Worte" sind solche, die eine große Anziehungskraft auf Sie haben. Das können Worte sein, die Ihnen besonders gut gefallen, die Sie verwundert oder auch erschreckt haben – oder auch einfach nur Worte, die häufig vorgekommen sind.

Versuchen Sie zehn „magische Worte" in Ihrem Text zu finden. Schreiben Sie die zehn Worte mit einem breiten Pinsel in schwarzer Acrylfarbe auf ein A3-Papier. Das Ergebnis können Sie nun als Bild betrachten oder als Gedicht lesen.

Freies bildnerisches Gestalten

Wählen Sie nun aus dem bereitgelegten Material die Utensilien, die Sie im Moment ansprechen. Wie bereits beim Free Writing gilt auch hier: Alles, was Sie machen, ist gut und richtig. Nehmen Sie die Stimmung wahr, die Sie durch das „Free Writing" erreicht haben. Die „magischen Worte" können Sie unterstützen, um ins Malen zu kommen. Versuchen Sie Ihre Gefühlslage in Farbe aufs Papier zu bringen. Dies kann figürlich oder abstrakt geschehen, es kann aber auch ein absichtsloses Malen sein, das durch die Konzentration auf den Pinsel, die Farbe und das Papier möglicherweise auch einen meditativen Charakter erreicht. Lassen Sie sich überraschen, was dabei herauskommt.

Ist Ihr „Bild" fertig, nehmen Sie sich Zeit, es genau anzusehen. Sie können das Bild aufhängen und aus der Distanz betrachten. Was sehen Sie? In welcher Reihenfolge haben Sie die Dinge aufs Papier gebracht? Können Sie sich erinnern, in welchem Rhythmus Ihre Arbeit entstanden ist? Haben Sie schnell gearbeitet oder langsam und konzentriert? Können Sie sich an Ihre Gefühle erinnern, die während des Arbeitens aufgetreten sind? Wie war Ihre Körperhaltung? Hat sich Ihre Stimmung auf die Art Ihrer Stiftführung übertragen? Es darf alles sein, nehmen Sie es einfach nur wahr. Es braucht viel Übung, um von Ihrem Bild etwas mehr zu erfahren. Bilder sagen bekanntlich mehr als tausend Worte.

Betitelung

Versuchen Sie zum Abschluss Ihrer Bildbetrachtung einen „Titel“ für ihre Arbeit zu finden. Ihr Titel kann ein Satz sein, eine Frage, eine Lied- oder Gedichtzeile oder auch nur ein einziges Wort, das Ihnen ganz spontan in den Kopf kommt. Lassen Sie sich von Ihrer Assoziation leiten! Es ist nicht wichtig, dass Sie oder andere verstehen, warum Sie diese Worte als Titel gewählt haben.

Schreiben Sie ein „Elfchen“

Versuchen Sie zum Abschluss Ihrer Betrachtung ein „Elfchen“ zu Ihrem Titel zu schreiben. Das Elfchen hat folgende Struktur:

Wort
Wort Wort
Wort Wort Wort
Wort Wort Wort Wort
Wort

Varianten

Im Folgenden stellen wir Ihnen Varianten der WortArt-Methode zu bestimmten Themenbereichen und mit unterschiedlichen Materialtechniken vor.

Dreidimensionales Arbeiten mit Ton

Körperskulptur

Marion Bugelnig-Berger und Karin Wetschanow

Diese Übung bietet Ihnen die Möglichkeit, mit sich und Ihrem Körper, also Ihrem „Körpergefühl" in Kontakt zu kommen. Hier beginnen Sie nicht mit dem Schreiben, sondern mit dem Gestalten von Ton. Lassen Sie sich vom Kontakt Ihrer Hände mit dem Ton zur Gestaltung einer plastischen „Skulptur" inspirieren. Drücken Sie Ihr Körpergefühl in Ton aus.

Erfahrungsebene: Durch die Arbeit mit Ton wird ihre Erfahrung um ein dreidimensionales Be-greifen erweitert. Die Übung fördert das Wahrnehmen nonverbaler Be-grifflichkeiten und die klare Benennung des eigenen Körpergefühls.

Material: ein Blatt Papier und Stifte, ca. 2 kg unschamottierter Ton pro Person, Schüssel, Wasser, Reinigungstücher

 2 Stunden allein, 4–6 Stunden in der Gruppe (je nach Gruppengröße)

Schwierigkeitsgrad: 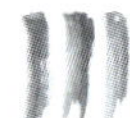 Personen: 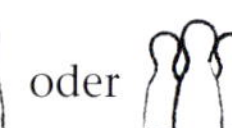

Gestaltung Ihres Körpergefühls mit Ton

Nehmen Sie den Ton in die Hand und gehen Sie mit ihm in Kontakt. Nehmen Sie wahr, wie sich der Ton anfühlt. Wie ist die Temperatur des Tons? Wie liegt er in Ihren Händen? Sie können den Ton auch mit geschlossenen Augen „be-greifen". Formen Sie mit geschlossenen Augen: Das lässt Sie besonders gut in Kontakt mit dem Material kommen. Nehmen Sie sich ausreichend Zeit und vertrauen Sie darauf, dass sich eine Form ausgestaltet. Beim Arbeiten kann ein Körperteil oder auch eine abstrakte Form entstehen. Lassen Sie sich treiben. Mit Ihren Händen arbeiten Sie sich weiter vor zu einer Form, die Sie am Ende so weit zufriedenstellt, dass Sie Ihr Werk für „fertig" erklären.

Betrachtung

Ist Ihre „Skulptur" fertig, nehmen Sie sich Zeit, sie genau zu betrachten. Was sehen Sie? Was sagt die Skulptur Ihnen über Ihren Körper? Was finden Sie interessant? Welche Stelle beunruhigt Sie?

Versuchen Sie nun einen Titel für Ihre „Skulptur" zu finden.

Dialog schreiben

Im anschließenden 30-minütigen Free Writing versuchen Sie einen Dialog zu schreiben: Stellen Sie sich vor, dass Ihr heutiger Körper auf Ihren jugendlichen Körper trifft. Lassen Sie die beiden Körpergefühle miteinander sprechen. Was erzählt Ihr heutiger Körper? Was fordert Ihr jugendlicher Körper? Wie sieht Ihr heutiger Körper Ihre früheren Bewegungen? Was sagt Ihr jugendlicher Körper zu Ihrem heutigen Körpergefühl?

Nehmen Sie sich anschließend einige Minuten Zeit und überdenken Sie, was Sie geschrieben haben. Haben Sie erwartet, was Sie geschrieben haben? Waren Sie überrascht? Was hat Sie beim Schreiben besonders beschäftigt? Was kommt gar nicht vor? Worüber hätten Sie gerne noch mehr geschrieben? Wo haben Ihnen die Worte gefehlt?

Magische Worte

Versuchen Sie anschließend zehn „magische Worte" in Ihrem Text zu finden. Schreiben Sie die zehn Worte untereinander auf ein Stück Papier und lesen Sie Ihre „Körpergeschichte".

Variante

Wozu haben Sie jetzt Lust?

Lassen Sie die beiden Körperwelten als Farben auf einem Blatt Papier aufeinandertreffen. Wählen Sie zwei Objekte aus, die stellvertretend für Ihre beiden Körpergefühle stehen, und führen Sie Ihren Dialog am Küchentisch auf. Tanzen Sie. Schreiben Sie eine Geschichte, ein Gedicht oder einen Liedtext. Formen Sie die Begegnung der beiden Körpergefühle in Ton.

Collagetechnik

Farbsymphonie

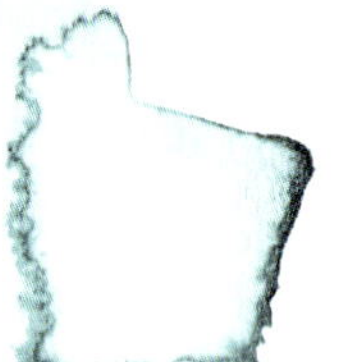

Marion Bugelnig-Berger und Karin Wetschanow

Haben Sie sich schon einmal Ihre Umgebung, Ihren Alltag, die Natur in Schwarz-Weiß-Tönen vorgestellt? Wie geht es Ihnen, wenn der Himmel grau ist? Wie wirkt ein strahlendes Blau am Himmel auf Ihre Laune? Wenn Sie sich mit Farben beschäftigen, werden Sie merken, dass Ihr Leben bunter wird. Es erwartet Sie eine farbintensive Übung.

Erfahrungsebene: Über die Auseinandersetzung mit der Wirkung von Farben setzen Sie sich mit sich selbst und Ihren Bedürfnissen auseinander. Sie lernen dabei etwas darüber, wie Sie Ihren „eigenen Platz" gestalten wollen.

Material: Kartonpapier in den Farben Rot, Blau, Gelb, Grün, Schwarz, Weiß, Grau und Gold, Zeitschriften, Zeitungen, Prospekte und Illustrierte, Schere und Kleber sowie Papier als Grundlage der Gestaltung

 2 Stunden allein, 4–6 Stunden in der Gruppe (je nach Gruppengröße)

Schwierigkeitsgrad: 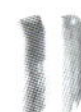 Personen: 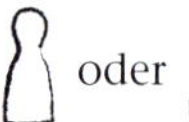

Hinführung zum Thema Farbe

Basteln Sie acht Farbkarten. Diese schneiden Sie aus Kartonpapier in der Größe A5 aus. Legen Sie die Farbkarten in den Farben Rot, Blau, Gelb, Grün, Schwarz, Weiß, Grau und Gold in einem Kreis auf dem Tisch auf.

Lassen Sie die Farben auf sich wirken und entscheiden Sie sich für eine Farbe.

Lesen Sie sich die Redewendungen, Redensarten, Sprichwörter über die Farbe Ihrer Wahl durch (siehe S. 197).

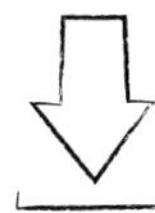

Free Writing

Setzen Sie sich bequem hin und schreiben Sie eine halbe Stunde lang in der Methode des Free Writing. Wozu inspiriert Sie Ihre ausgewählte Farbe? Nehmen Sie sich anschließend einige Minuten Zeit und überdenken Sie, was Sie geschrieben haben. Was hat Sie beim Schreiben besonders beschäftigt? Was kommt gar nicht vor? Worüber hätten Sie gerne noch mehr geschrieben?

Magische Worte

Versuchen Sie anschließend zehn „magische Worte“ in Ihrem Text zu finden. Schreiben Sie die zehn Worte untereinander auf ein Stück Papier und lesen Sie Ihr „Farbgedicht“.

Bildnerisches Gestalten: Collagetechnik zum Thema „Farbe“

Nehmen Sie die zehn Wörter und Ihre Farbe als Anregung. Nehmen Sie sich ein bis zwei Stunden Zeit und versuchen Sie, mithilfe der Collagetechnik ein neues Farbbild aufs Papier zu bringen.

Für die Collagetechnik benötigen Sie eine Auswahl von Zeitschriften, Zeitungen, Prospekten und Illustrierten, Schere und Kleber sowie Papier als Grundlage der Gestaltung. Suchen Sie sich Bilder in den Illustrierten, die zu Ihren zehn Wörtern passen. Ihre „Farbe“ kann in unterschiedlichsten Farbnuancen vorkommen.

Sie können zuerst Seiten aus Ihren Illustrierten herausreißen und anschließend wählen Sie Details aus, die Sie dann ausschneiden. Sortieren Sie Ihre Bilder. Sie können sich einen Überblick verschaffen und versuchen, eine neue Struktur aufzubauen. Sie werden viele Entscheidungen treffen müssen. Setzen Sie dann einen Bildteil neben den anderen. Kleben Sie noch nicht! Legen Sie zuerst die von Ihnen neu geschaffene Ordnung auf das Blatt. Erst wenn Sie mit dem Ergebnis zufrieden sind, kleben und fixieren Sie die Teile an ihrem Platz.

Tipp: Die Collagetechnik eignet sich sehr gut als Übung für gestalterisch Ungeübte, da keine künstlerische Vorbildung notwendig ist. Bilder und Textteile bzw. deren Inhalte bieten viel Auswahl und Anregungen. Die vorgefertigten, „scheinbar wertlosen" Bilder und Textteile werden durch die Neuordnung in einen anderen Kontext gestellt, umgedeutet oder neu aufgeladen.

Bildbetrachtung

Ist Ihr Bild fertig, nehmen Sie sich Zeit, es genau anzusehen. Versuchen Sie zum Abschluss Ihrer Betrachtung einen Titel für Ihre Arbeit zu finden. Ihr Titel kann auch ein Satz sein.

Variante

Einstimmung

Wenn Sie mit einer Gruppe arbeiten, können zwei Farbkarten von einer Farbe aufgelegt werden, damit sich zwei Personen über eine Farbe austauschen können. Wenn sich zwei Teilnehmer:innen für Rot entschieden haben, bilden sie ein Team und tauschen sich über Rot aus.

Collage

Sie können Farbbilder auch selber malen: Mischen Sie sich aus Ihrer Farbe viele Farbtöne, dunkle oder helle. Diese Farbschattierungen werden in Teile/Formen geschnitten/gerissen, um sie dann als Collage neu zusammenzustellen.

Die Collage kann auch in der Gruppe gestaltet werden: Jede Person sucht sich zu ihrer Farbe Bilder, Bildausschnitte, die dann in der Gruppe zu einem gemeinsamen Bild zusammengeklebt werden. Spannend ist, wie es jeder Person geht, welche Rolle sie einnimmt, welchen Platz sie sich in der Gruppe nimmt oder welchen sie bekommt.

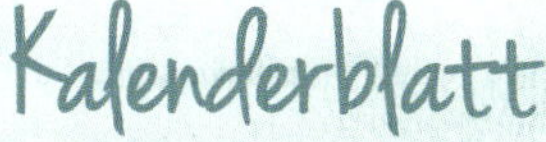

Kalenderblatt

Marion Bugelnig-Berger und Karin Wetschanow

Diese Übung unterstützt Sie bei Ihrem Jahresrückblick und hilft Ihnen dabei, einen Leitgedanken für das neue Jahr zu finden. Die Besinnlichkeit der Adventzeit und der bevorstehende Jahreswechsel im Dezember eignen sich ganz besonders für diese Rückschau; Sie können die Übung aber auch im Sommerurlaub ganz entspannt am Strand liegend machen. Wann es Zeit ist, auf die letzten zwölf Monate zurückzublicken, bestimmen Sie selbst. Sie können diese Übung auch wiederholen: Es werden sich immer wieder neue Sichtweisen auf Ihr vergangenes Jahr zeigen.

Erfahrungsebene: Die Auseinandersetzung mit dem vergangenen Jahr bringt neue Sichtweisen auf Erlebtes: Es wird deutlich, welche Dinge vergessen werden können und welche erinnert werden wollen.

Material: Blatt Papier und Stift, Acrylfarben (wenn vorhanden, Ölkreiden, Pastellfarben), A3- oder A2-Papier (ca. 200 g/m²), Pinsel, eckiger Pappteller, Goldspray

 2 Stunden, in der Gruppe 4–6 Stunden (je nach Gruppengröße)

Schwierigkeitsgrad: 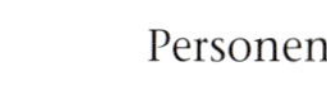 Personen: 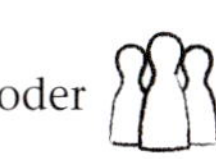 oder

Fantasiereise: „Ihr altes Jahr, wie Sie es erlebt haben"

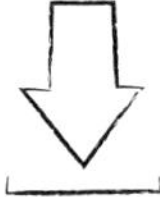
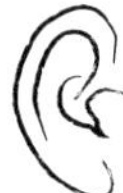

Setzen Sie sich entspannt hin und folgen Sie der Fantasiereise. Schließen Sie Ihre Augen: Stellen Sie sich eine Figur vor, der Sie vertrauen. Die Figur hat große Flügel. Nennen wir sie Rosa. Rosa kommt zu dir auf Besuch und sagt: „Schau, ich habe zwei Flügel, die kannst du anlegen, und dann schauen wir gemeinsam von oben auf dein letztes Jahr zurück. Komm, mit großen Flügelschlägen fliegen wir über den großen Himmel zurück durch die Monate des letzten Jahres. Wir fliegen zurück zu den unterschiedlichen Jahreszeiten. Wir beginnen im Herbst, fliegen in den Sommer, den Frühling und landen schließlich im Winter am Jahresanfang des letzten Jahres. Wer warst du im letzten Jahr? Wie hast du dich definiert? Worüber hast du dich ausgedrückt? Was war dir wichtig? Kannst du mir einen Schnappschuss aus diesem Jahr zeigen? Was hast du gesehen im letzten Jahr? Nimm dir ruhig Zeit und schau genau hin! Zeige mir jetzt die Wege, die du gegangen bist. Kannst du sie erkennen? Welche Wege bist du täglich gegangen? Welche Wege sind dir besonders in Erinnerung geblieben? Kannst du mir einen Satz sagen, den du besonders oft gesagt oder gehört hast? Was hat dich dieses Jahr besonders bewegt? So, ich glaube, du hast jetzt genug gesehen. Such dir einen schönen Landeplatz und lege deine Flügel ab. Danke, dass du mit mir diese Reise gemacht hast."

Sie landen wieder in diesem Raum, auf Ihrem Platz, und öffnen die Augen. Sie können sich recken und strecken und kommen wieder gut im Raum an.

Free Writing: „Mein Jahr, wie es jetzt zu mir spricht"

Setzen Sie sich bequem hin und schreiben Sie eine halbe Stunde lang in der Methode des Free Writing.

Nehmen Sie sich anschließend einige Minuten Zeit und überdenken Sie, was Sie geschrieben haben. Haben Sie erwartet, was Sie geschrieben haben? Waren Sie überrascht? Was hat Sie beim Schreiben besonders beschäftigt? Was kommt gar nicht vor? Worüber hätten Sie gerne noch mehr geschrieben? Wo haben Ihnen die Worte gefehlt?

Magische Worte

Versuchen Sie anschließend zehn „magische Worte“ in Ihrem Text zu finden. Schreiben Sie die zehn Worte untereinander auf ein Stück Papier und lesen Sie Ihr „Jahresgedicht“.

Bildnerisch gestalten: „Mein Jahr, wie ich es heute vor Augen habe“

Nehmen Sie die zehn Wörter – Ihr „Jahresgedicht“ – als Anregung und wählen Sie intuitiv die Farben und Materialien, die Sie ansprechen. Nehmen Sie sich eine Stunde Zeit und versuchen Sie, Ihre Gefühle und alles, was Ihnen durch den Kopf geht, aufs Papier zu bringen. Malen, zeichnen, ritzen Sie Ihr Jahr, wie Sie es im Moment vor Augen haben.

Bildbetrachtung und Titel finden

Sind Sie zufrieden mit Ihrem Bild, dann nehmen Sie sich Zeit, es genau anzusehen. Sie können es aufhängen und aus der Distanz betrachten. Hat sich Ihre Stimmung auf die Art Ihrer Stiftführung übertragen? Es darf alles sein, nehmen Sie es einfach nur wahr. Versuchen Sie zum Abschluss Ihrer Betrachtung einen Titel für Ihre Arbeit zu finden. Ihr Titel kann ein Satz sein, eine Frage, eine Lied- oder Gedichtzeile oder auch nur ein einziges Wort, das Ihnen ganz spontan in den Kopf kommt.

Kalenderblatt gestalten und rahmen: „Wie ich mein nächstes Jahr vor Augen haben will und wie es zu mir sprechen soll“

Gestalten Sie abschließend Ihr Kalenderblatt für das folgende Jahr. Welche Lebensweisheit, welche Leitphilosophie oder welchen Leitgedanken wollen Sie sich selbst zurufen? Welche Ziele, Wünsche oder Inspirationen sollen Ihren Alltag leiten? Erfinden Sie Ihren eigenen Kalenderspruch!

Folgende Fragen können Ihnen helfen, Ihren Kalenderspruch zu finden: Was hat Sie bewegt? Wovon wollen Sie sich abwenden? Wohin wollen Sie sich wenden? Wovon wollen Sie bewegt werden? Was wollen Sie bewegen?

Überlegen Sie anschließend, wie Sie Ihr Kalenderblatt gestalten wollen. Welchen Schriftzug wollen Sie wählen? Soll die Schrift eckig, kantig oder geschwungen sein? Welche Technik wollen Sie verwenden? Vielleicht wählen Sie eine Tuschefeder oder bunte, dicke Farbstifte. Wie sieht der Hintergrund aus? Sie können einen farbigen Hintergrund wählen oder ein Symbol auf Ihr Kalenderblatt malen. Viel Freude beim Experimentieren!

Um Ihr Kalenderblatt entsprechend zu würdigen, schreiben Sie es am besten in einen goldenen Rahmen. Den Rahmen können Sie ganz einfach selbst herstellen. Sie benötigen nichts weiter als einen Pappteller und etwas Goldspray. Decken Sie nun den inneren Bereich gut ab und besprühen Sie den Rand des Tellers mit Farbe. Vergessen Sie nicht die Papiergröße an den Pappteller anzupassen. Ihr golden gerahmtes Kalenderblatt können Sie gut sichtbar aufhängen und sich jeden Tag daran erinnern, was Sie sich vorgenommen haben.

Zwei Welten – drei Übungen

Marie-Theres Gallnbrunner

Im Folgenden möchte ich mehrere Übungen vorstellen, die das Aufgespanntsein zwischen zwei Polen als Ausgangspunkt haben und die Schätze zugänglich machen wollen, die im „Dazwischen" liegen. Zwei Übungen laden dazu ein, schreibend zu untersuchen, und eine Übung möchte diese Erfahrung mittels wasservermalbarer Farben erlebbar machen.

Konflikt

Die folgende Übung eignet sich bei einem Konflikt, einer Spannungssituation im weiteren Sinne: Sei es ein Konflikt, den Sie mit sich selber haben – ein Hin- und Hergerissensein zwischen zwei Meinungen, zwischen zwei scheinbar widersprüchlichen Seiten in Ihnen, eine innere Spannung –, oder ein Konflikt, den Sie mit einem anderen Menschen haben – zwei unterschiedliche Standpunkte. Diese Übung will die bereichernden Aspekte dieser spannenden Situation zugänglich machen.

Konflikt inspiriert uns, er bewegt uns – wir fühlen eine innere Zerrissenheit, die wir zu überwinden trachten. Durchleben wir diesen Prozess erfolgreich, haben wir am Ende etwas losgelassen (etwas, das uns nicht mehr guttut) und uns neu zusammengesetzt.

Das Erleben des Konflikts, der Prozess, kann schmerzhaft sein. Aber wir können dabei neue Erkenntnisse über uns erlangen: Wir können möglicherweise eigene verdrängte Anteile im anderen erkennen und sehen: Wo lebe ich etwas nicht, was gelebt werden möchte? Letztlich ist es möglich, gestärkt aus einem Konflikt hervorzugehen. Nicht deshalb, weil wir einen Gegner übertrumpft haben, sondern weil wir uns selber neu geschaffen haben – den Konflikt als ein Update unserer selbst erlebt haben.

Erfahrungsebene: ein neuer, schöpferischer Umgang mit Konflikt und innerer Zerrissenheit
Material: ein Kartenset, dessen Bilder Sie ansprechend finden; etwas zum Schreiben

 20 Minuten Schwierigkeitsgrad:  Personen: 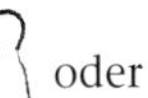

Wählen Sie zwei Karten für die zwei Seiten Ihres Konflikts – zum Beispiel eine Karte für sich und eine für die andere Person, oder je eine Karte für die zwei Seiten der inneren Zerrissenheit. Überlegen Sie dabei nicht zu lange, wählen Sie so spontan wie möglich. Wenn es Ihnen lieber ist, ziehen Sie aus den verdeckt aufgelegten Karten mit geschlossenen Augen zwei Stück.

Untersuchen Sie dann die folgenden Fragen schriftlich:

- Welche Qualitäten (positive wie negative), welche Eigenschaften sehen Sie in den Karten verkörpert?
- Mit welcher Karte identifizieren Sie sich mehr?
- Welche Sehnsucht finden Sie in den Karten ausgedrückt?
- Welchen Aspekt in den Karten finden Sie anregend, belebend?
- Lassen Sie die beiden Karten miteinander reden: Welche Aspekte der jeweils anderen Karte findet die eine Karte begehrenswert? Welche Aspekte sind ihr nahe, welche sind ihr fremd?

Spannung

Erfahrungsebene: Für diese Betrachtungsweise einer Konflikt- oder Entscheidungssituation lassen Sie beteiligte Gefühle gegeneinander antreten und gemeinsam etwas Neues schaffen.

Material: Ein Kartenset, dessen Bilder Sie ansprechend finden, ein Blatt Papier – es kann auch klein sein –, es soll aber auf jeden Fall stark sein – und wasservermalbare Farben Ihrer Wahl, zum Beispiel Acryl-, Wasserfarben oder wasservermalbare Farbstifte.

 20 Minuten Schwierigkeitsgrad: Personen: oder 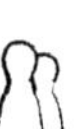

Identifizieren Sie zwei Aspekte: Ihre Angst und Ihre Sehnsucht in der Konfliktsituation, die Sie beschäftigt. Wenn es Ihnen lieber ist, ziehen Sie eine Karte für sich und eine Karte für die andere in diesem Konflikt beteiligte Person bzw. je eine Karte für die zwei Möglichkeiten, zwischen denen Sie schwanken.

Wovor haben Sie Angst? Wählen Sie eine Karte für Ihre Angst oder ziehen Sie – verdeckt – eine Karte.
Was tut Ihnen gut, was zieht Sie an, wonach sehnen Sie sich? Wählen Sie eine Karte dafür oder ziehen Sie eine Karte.
Lassen Sie die Karten auf sich wirken.

Legen Sie sich ein Blatt Papier und die Farben Ihrer Wahl zurecht. Wenn Sie wollen, können Sie das Blatt in die Mitte zwischen die gewählten Karten legen.

Suchen Sie aus der Sehnsuchtskarte ein Detail, eine Form, eine Farbe aus, die Sie besonders anspricht, interessiert, und beginnen Sie mit diesem Element ein Bild zu malen.

Suchen Sie sich auch aus der Angst-Karte eine Form, eine Farbe, ein Detail aus, das Sie besonders interessant oder besonders abstoßend finden, und fügen Sie das auch in Ihr Bild ein. Lassen Sie die Formen und Farben miteinander tanzen, miteinander reden.

Wie positionieren sie sich zueinander? Wonach verlangen sie? Welches Element ist dominant? Ist es eher ein Kampf oder ein Tanz oder sehen Sie etwas ganz anderes?

Lösen Sie sich dabei von den ursprünglich ausgewählten Karten; wenn Sie den Impuls verspüren, etwas hinzuzufügen, dann tun Sie das. Lassen Sie die ursprünglich ausgewählten Details sich entwickeln.

Ist etwas Neues entstanden? Haben sich die Sehnsucht und die Angst verwandelt? Wie nennen Sie Ihr Bild?

Tagesbewusstsein – Nachtbewusstsein

Manchmal beschäftigt uns ein Traum, den wir in der Nacht träumten, länger; seine Stimmung beeinflusst unseren Tag, ohne dass wir uns vielleicht so genau an ihn erinnern können, aber etwas daran interessiert uns, lässt uns noch nicht los. Man ahnt: Der Traum möchte mir etwas sagen, er möchte mir etwas zeigen, er möchte mich auf etwas aufmerksam machen.

Diese Methode eignet sich dafür, einem Traum nachzuspüren, noch einmal diesen Weg zu gehen zwischen Tages- und Nachtbewusstsein und uns den im Traum versteckten Botschaften anzunähern.

Erfahrungsebene: Beschäftigung mit einem Traum, sich der Botschaft eines Traumes nähern

Material: zwei Kunstkataloge oder Bildbände, etwas zum Schreiben

 30 Minuten Schwierigkeitsgrad:  Personen: 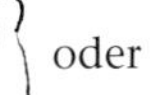 oder 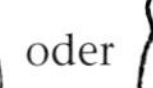

Es gibt ein Tages-Ich und ein Nacht-Ich. Das Nacht-Ich weiß andere Dinge als das Tages-Ich. Mit dieser Methode wollen wir uns dem nähern, was zwischen diesen beiden Welten liegt. Für den Traum ist Sprache ein Bild. Der Traum ist keine Erzählung – er ist ein in der Zeit ablaufendes Bild. Es geht nicht darum, dem Traum sein Geheimnis zu entreißen, sondern darum, sich diesem Geheimnis zu nähern. Das Mysterium, das Bild, das wir in uns tragen, das wir in uns behalten können, um es langsam zu verdauen, um uns von ihm zu nähren, ist nützlicher für uns als das Analysierte, ans Tageslicht Gezerrte.

Beginnen Sie damit, diesem Traum atmosphärisch nachzuspüren: Wählen Sie dazu dementsprechend zwei Bilder aus zwei verschiedenen Kunstbüchern, Künstlerkatalogen, Bilderbüchern oder Zeitschriften aus, zwei Bilder, die Sie an die Atmosphäre in Ihrem Traum erinnern oder in denen Sie einen Gegenstand, eine Figur, ein Element, eine Farbe, eine Situation oder einen Aspekt aus Ihrem Traum wiederentdecken. Möglichst intuitiv und ohne allzu lange nachzudenken. (Alternativ können Sie auch aus einer Sammlung von Kunstpostkarten, falls Sie eine solche besitzen, zwei Karten ziehen.)

Legen Sie diese zwei Bilder nebeneinander auf. Begeben Sie sich nun auf Reisen zwischen diesen beiden Welten: Suchen Sie sich dazu aus dem folgenden Fragekatalog nur die Fragen aus, die Sie gerade ansprechen, die Sie interessieren. Nehmen Sie diese Fragen als Wegweiser bei der Reise zurück in Ihren Traum, als Untersuchungswerkzeug. Beantworten Sie sie schreibend.

- Wie ist die Atmosphäre, das Gefühl in dem einen, in dem anderen Bild?
- Gibt es eine vorherrschende Farbe/ein vorherrschendes Element (Wasser, Erde, Feuer, Luft), ein vorherrschendes Material (wie Holz, Metall, Papier, Beton, Glas …)?
- Was verbinden Sie mit dieser Farbe, diesem Element, diesem Material?
- Gibt es einen Impuls, ein Bedürfnis, wenn Sie Bild 1 ansehen, wenn Sie sich in Bild 2 begeben?
- Was finden Sie anziehend, was vertreibt Sie?
- Wie hängen diese Welten zusammen? Gibt es etwas, das in beiden Welten vorkommt?
- Was unterscheidet sie?

- An was in Ihrer Welt erinnert Sie Bild 1, Bild 2?
- Sehen Sie sich in diesen Welten? Sehen Sie sich dazwischen?
- Was davon möchten Sie mehr in Ihrem Leben haben? Haben Sie es schon, sind Sie es schon, leben Sie es schon?
- Welchen Hinweis haben Sie durch das Reisen in Ihren Traum bekommen?
- Benennen Sie die beiden Bilder und somit den Traum – entweder das Verbindende, das Sie gefunden haben, oder das Gegensätzliche.
- Sind die beiden Aspekte vereinbar?

Wort und Bild und Zwischenraum

Marie-Theres Gallnbrunner

Erfahrungsebene: Jede:r von uns liest. Immer, irgendetwas. Was wir lesen, berührt uns, beschäftigt uns. Hier geht es darum, im Zusammenspiel zwischen Wort und Bild etwas Neues zu finden: ein geschriebenes, gemaltes Gedicht.

Material: das Buch (egal ob in Papier- oder digitaler Form) bzw. die Zeitung oder Zeitschrift, die Sie gerade lesen, ein Blatt Papier in der Größe und Form, die Sie inspiriert (manche möchten sich für diese Übung vielleicht ein Leporello – ein aufklappbares Büchlein – aus einem länglichen Blatt Papier falten), Acryl-/Wasserfarben oder Tusche als Medien, die fließen können, und Pinsel mit schmaler Spitze, Tusche, Feder oder auch Buchstaben-Stempel als Medien, die einen Übergang von Schrift zu Bild, von Schrift zu Linie anregen

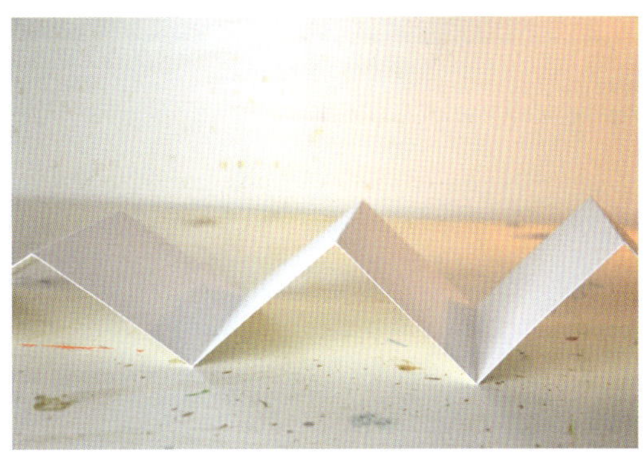

 45 Minuten Schwierigkeitsgrad: 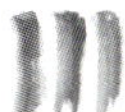 Personen: 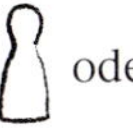 oder 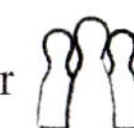

Diese Methode habe ich ursprünglich für eine (kleine) Gruppe konzipiert, wobei die Gruppe sowohl als Impulsgeber als auch als Therapeutenteam fungiert; die Einzelne gibt einen Impuls (das Auswählen und Teilen des Textes), ist Gestalterin eines (anhand der gehörten und aufgeschriebenen Worte) entstandenen Bildes und findet eventuell einen neuen Text – aus einer Neuzusammensetzung des ursprünglich Gehörten, Aufgeschriebenen oder Neuen, der anhand der Gestaltung neu gefundenen, neu durchgeschüttelten Worte. Gleichzeitig agieren die Teilnehmer:innen als Therapeut:innen, wodurch sie einen Raum erschaffen, in dem das Bild gezeigt werden kann, in dem der gesammelte und der neu gefundene Text geteilt und mit dem Bild in Zusammenhang gesetzt werden kann. Sie werden Zeug:innen des durchlebten Prozesses (des Nachspürens der Verbindung von Wort, Strich, Farbe und Erkenntnis) und schlagen durch ihre Fragen zusätzliche Perspektiven vor, indem sie durch das, was sie sehen, die Gestaltung anreichern.

Beginn

Jede:r Teilnehmer:in liest aus dem Buch, das sie oder ihn momentan beschäftigt, einen Absatz vor oder liest ein Gedicht. Die anderen hören jeweils zu, weniger im Hinblick auf ein Verstehenwollen, sondern eher als ein frei schwebendes Zuhören. Wenn Sie ein Wort, ein Satzfetzen berührt, notieren Sie das.

So ergibt sich aus der Fülle eine individuelle kleine Ansammlung an Worten, Satzfetzen, die für sich allein schon ein Gedicht darstellen können, eine Sammlung an Überschriften oder die Kapitel einer Geschichte. Es ist sehr spannend, wie unterschiedlich die Auswahl der Teilnehmer:innen sein wird. Und auch die eigene Auswahl ist moment- und stimmungsabhängig: Würde man die Übung zu einem anderen Zeitpunkt wiederholen, würde man etwas anderes hören, wäre offen/sensibilisiert für andere Inhalte.

Nächster Schritt

Gehen Sie mit Ihren gesammelten Worten und Sätzen in eine Gestaltung. Nehmen Sie dazu aus dem, was Sie sich beim Zuhören notiert haben, ein Wort, einen Satz, das bzw. der Sie jetzt gerade anspricht. Jeder Impuls ist willkommen. Vielleicht verbinden Sie mit diesem Wort eine Farbe, eine Form. Vielleicht inspiriert Sie diese Farbe wiederum zu einem neuen, einem anderen Wort, einem weiterführenden Satz ... Es ist ein Changieren zwischen Wort und Bild, zwischen Handschrift und Zeichnung, Farbe, Form.

Dann

Betrachten Sie Ihr Bild. Vielleicht haben Sie einige der anfangs notierten Worte oder Sätze darin verwendet, vielleicht haben Sie sie auch aufgeschrieben. Wie haben sie sich verwandelt? Ist eine neue Geschichte daraus geworden? Haben Sie einen neuen Satz, ein neues Wort gefunden?

Abschließend

Wir lesen einander die anhand der Gestaltung neu gefundenen Sätze vor. Oder geben der Gestaltung als Titel das Gedicht, das sich aus dem anfangs Gehörten zufällig zusammengesetzt hat.

Varianten für die Einzelarbeit

Blättern Sie dieses Buch durch. Zufällig schlagen Sie eine Seite auf. Werfen Sie nur einen schnellen Blick auf diese Seite: Welches Wort, welcher Satzfetzen bleibt hängen? Schreiben Sie das auf! Machen Sie das ein paar Mal. Bis Sie vielleicht fünf Satzfetzen oder Worte gesammelt haben (sie können diese Methode auch bei anderen Büchern anwenden, die Sie gerade lesen, die vielleicht gerade neben Ihrem Bett liegen).

Sie hören Ihr momentanes Lieblingslied oder -hörspiel: Welche Sätze, welche Worte bleiben dabei bei Ihnen hängen? Notieren Sie sie. Wählen Sie aus diesen gesammelten Worten diejenigen aus, die Sie gerade am meisten berühren, und gehen Sie damit in eine Gestaltung: Sie können Wasserfarben verwenden, Acrylfarben, Tusche und Feder, Stempel, verschiedene Papiere ... Sie können Text und Zeichnung und Linien und Farben ineinanderfließen lassen. Schauen Sie, was mit Ihrem Text passiert. Vielleicht haben die von Ihnen aufgeschriebenen Worte schon ein Zufallsgedicht ergeben. Vielleicht hat sich der Text in und durch die

Gestaltung verändert, neu zusammengesetzt, ist um neue Worte, Sätze bereichert worden.

Was haben Sie über sich herausgefunden? Bedenken Sie dabei, dass Gedichte eine sehr komprimierte Form des Ausdrucks sind. Wie im Traum wird hier Inhalt über Bilder transportiert, als verbildlichte Sprache – d. h., Inhalte, Sätze, Sprache werden in verdichteter Form als Symbol oder Bild gezeigt. Vielleicht verstehen Sie den Sinn dessen, was Sie gefunden haben, noch nicht sofort. Geben Sie sich Zeit, es wirken zu lassen. Vielleicht wird Ihnen in den nächsten Stunden oder Tagen etwas Neues bewusst und das von Ihnen gefundene Gedicht ergibt plötzlich einen Sinn.

Vier Varianten

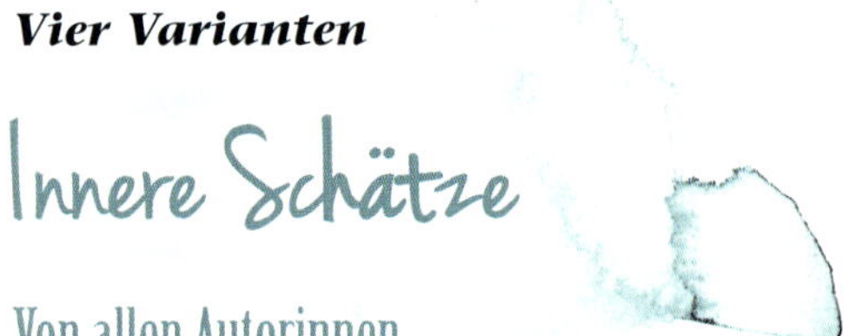

Innere Schätze

Von allen Autorinnen

Erfahrungsebene: Hier geht es darum, auf spielerische Art und Weise äußere Impulse dazu zu nutzen, sich gerade aktuellen inneren Themen zu nähern.

Material: etwas zum Schreiben, Papier, Farben Ihrer Wahl, eventuell Aquarellpapier im Postkartenformat

 10–20 Minuten Schwierigkeitsgrad: | Personen: 1 oder 2

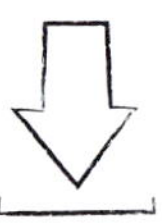

Im Anhang finden Sie eine Sammlung von Worten, die wir für Sie ausgewählt haben (s. S. 200). Wir laden Sie ein, diese Worte auszuschneiden, zusammenzufalten, damit Sie sie nicht mehr lesen können, und die gefalteten Zettelchen durchzumischen.

Atmen Sie ein paar Mal bewusst ein und aus, atmen Sie sich in diesen Moment. Woher kommen Sie gerade? Sind Sie gestresst, entspannt, ruhig, aggressiv, voller

Energie, verwirrt, zufrieden, aufgeregt, erwartungsvoll, traurig … ? Ziehen Sie nun drei bis fünf Begriffe. Entfalten Sie die kleinen Papiere. Lassen Sie die Worte auf sich wirken.

Nun gibt es vielerlei Möglichkeiten, mit diesen Worten etwas zu gestalten – wählen Sie, was Sie am meisten anspricht:

Malen und/oder zeichnen Sie, inspiriert von den Worten, ein Bild. Wie übersetzen sich diese Worte in Form, in Farbe? Wie spielen sie miteinander? Wie „können sie miteinander"? Welche Geschichte erzählen sie? Vielleicht wollen sich die Farben und Formen zurückverwandeln in Worte? Wenn Sie möchten, blättern Sie zur Übung „Wort und Bild und Zwischenraum" (siehe S. 183) zurück, um, wie dort angeregt, im Hin und Her zwischen Wort und Bild zu einer neuen Aussage zu finden.

Varianten

Hier untersuchen Sie schriftlich: Sie können mit den Worten spielen. Sie können sie biegen, beugen, aus Verben Substantive machen und umgekehrt. Sie können zwei Worte zusammenhängen, ein neues Wort daraus machen. Sie können einen Satz daraus machen und mit ihm beginnen, einen Text zu schreiben.
Es ist möglich, dass Themen, die Sie gerade beschäftigen, auftauchen und sich in neuen Zusammenhängen zeigen.

Falten Sie ein Leporello (siehe die Übung „Wort und Bild und Zwischenraum", S. 183); zählen Sie die Seiten Ihres Leporellos und ziehen Sie entsprechend viele Begriffe. Widmen Sie jedem Wort eine Seite und schreiben und/oder malen oder zeichnen Sie auf jede Seite des Leporellos etwas vom jeweiligen Wort Inspiriertes.

Ein Leporello kann man aufklappen und zuklappen, umdrehen, von rechts nach links und von links nach rechts „lesen". Welche Geschichte wird sichtbar?

Gestalten Sie aus den gezogenen Begriffen eine Postkarte: Dazu eignet sich wunderbar Aquarellpapier in Postkartenform (gibt es auch mit Adresszeilen auf der Rückseite, mit abgerundeten Ecken …). Das kleine Format lädt Leichtigkeit ein. Schreiben Sie auf die Rückseite der Postkarte spontan und ohne zu viel nachzudenken einen Text, inspiriert von den Worten, die Sie gezogen haben. Nehmen Sie die Worte als Impuls, um auf der Vorderseite ein Bild zu malen.

Sie können sich dazu überlegen: Woher kommt diese Postkarte? Woher komme ich gerade? Aus welchem inneren Land kommt diese Postkarte? Oder kommt sie aus einem nahen, noch nicht greifbaren Zustand, den Sie nur ahnen können?

Engelchen und Teufelchen

Alexandra Reis

Entscheidungsfindungen können sich als sehr schwierig erweisen. Die folgende spielerisch-kreative Übung kann auflockernd sein, und wenn Sie irgendwo „anstehen", kann wieder etwas „Bewegung in die Sache" kommen. Probieren Sie es aus!

Erfahrungsebene: das „Gute" und das „Böse" in uns kommt zu Wort, Humor

Material: Papier, Stift

 mindestens 20 Minuten Schwierigkeitsgrad: I Personen: 1 oder 2

Vorhang auf für Engelchen und Teufelchen!
Nehmen Sie sich Stift und Papier, Zeit und Raum!

Wählen Sie ein persönliches, aktuelles Thema. Am Anfang können Sie etwas aus Ihrem Alltag nehmen, zum Beispiel den Kauf einer teuren Hose. Wenn Sie schon geübter sind, können Sie schwierigere Entscheidungssituationen aus Ihrem Leben nehmen.

Bilden Sie eine aussagekräftige bzw. „marktschreierische" Überschrift. Mut zur Übertreibung! Schöpfen Sie aus dem Vollen!
Nun schreiben Sie wie in einem Rollenspiel den Dialog zwischen Engelchen und Teufelchen. Beschreiben Sie auch Orte und Handlungen.
Lassen Sie zu, was kommt.
Im Anschluss daran reflektieren Sie den Schreibprozess. Wie geht es Ihnen jetzt?

Diese Übung hilft, inneren Stimmen Raum zur Ausformulierung zu geben. Alles, was Ausdruck finden darf – auch in Form von Schrift –, hilft uns, „im Fluss" zu bleiben – in Bewegung. Handschriftlich zu arbeiten ist aus meiner Sicht sinnvoll, weil persönlicher (als zum Beispiel am Laptop), und durch das eigene Schreiben/den eigenen Ausdruck sind körperliches Erfahren und Erleben „näher". Auch Schreiben ist ein kreativer Prozess, Worte auszuformulieren und aufs Papier zu setzen (materialisieren/manifestieren) – das wirkt wieder zurück auf mich ... Gedanken und Gesprochenes sind flüchtiger und nicht „materialisiert". Beim Schreiben werden wir meist konkreter und überlegen, ob der Satz auch das aussagt, was wir wollen. Genau um diesen Prozess geht es beim schöpferischen Tun. Sichtbar machen – einen Teil von mir. Da das, was ich schaffe, mit mir zu tun hat, kann es auf mich zurückwirken wie ein Spiegel, und im Reflektieren erkenne ich und komme mir wieder ein Stück näher ...

Meine Joker und andere Trümpfe

Isolde Schediwy

Um im Leben gut durch die verschiedenen Bereiche zu kommen und dabei unser inneres Gleichgewicht zu sichern, sollten wir unsere Potenziale kennen bzw. unsere Trümpfe im richtigen Moment auszuspielen wissen. Oft vergessen wir auf unsere ureigenen Kraftquellen, die durch den Strudel der Zeit und die Hektik im Alltag verschüttet wurden. Haben Sie Lust auf ein Kartenset mit Ihren persönlichen Trümpfen?

In dieser Übung werden Sie einiges in Bezug auf Ihre Kompetenzen und Fähigkeiten in den verschiedenen Lebensbereichen und Rollen erfahren. Ein bisschen Zeit für Recherche und Sammeln ist am Anfang notwendig – diese Zeit ist gut investiert!

Sie können die Übung auch teilen – zuerst die Vorbereitung und dann im zweiten Anlauf die bildnerische Gestaltung.

Erfahrungsebene: Potenziale und Kraftquellen kennenlernen

Material für die Vorbereitung: Tabelle „Lebensbereich – Rolle – Fähigkeit" (siehe Anhang S. 202), Tabelle „Fähigkeit und Farbe" (siehe Anhang S. 205), Stift zum Schreiben

Material für die Gestaltung: Farbstifte (Filz-/Buntstifte), Fingerfarben, Acryl-/Wasserfarben, Pinsel und Wasser, 1–2 weiße Kartonbögen Größe DIN A3, Schere, kleine Schachtel/Box zum Aufbewahren für Karten in der Größe von ca. 5,5 × 8,5 cm bis 6,5 × 10 cm (je nachdem, ob die Karten in eine Geldbörse oder ein Kreditkartenetui passen sollen)

45 Minuten für die Vorbereitung (je nachdem, ob Sie die Tabellenvorlage verwenden oder die Tabelle selbst entwerfen) und ca. 2 Stunden für die Gestaltung

Schwierigkeitsgrad:  Personen: 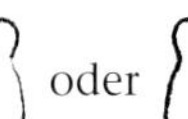

Vorbereitung

Füllen Sie die Spalten der Tabelle „Lebensbereich – Rolle – Fähigkeit" (siehe S. 202) aus:

Lebensbereiche

Beginnen Sie damit, Lebensbereiche zu sammeln, in denen Sie in verschiedenen Intensitäten aktiv sind (zum Beispiel Familie, Freund:innen, Arbeit, Freizeit, Ehrenamt, Spiritualität etc.). Diese tragen Sie nun in die Spalte „Lebensbereich" ein.

Rollen

Nun überlegen Sie, welche Rollen Sie in diesen Bereichen einnehmen, und fügen sie in die Tabellenspalte „Rolle" ein – zum Beispiel Mutter, Tochter, Vater, Sohn, Freund:in, Chef:in, Mitarbeiter:in, Kolleg:in, Sportkamerad:in, Chormitglied, Hobbykünstler:in, Nachbar:in, Staatsbürger:in, Gemeindemitglied, Vereinsmitglied …

Sie können die Spalte „Lebensbereich" jederzeit ergänzen, natürlich auch die Spalte „Rolle". Sie werden staunen, wie viele Rollen Sie in Ihrem Leben übernehmen!

Fähigkeiten

Der besonders spannende Abschnitt kommt jetzt: Finden Sie bei sich heraus, über welche herausstechenden Fähigkeiten/Stärken Sie verfügen, die Sie zum „Spielen“ dieser Rollen zur Verfügung haben. Wahrscheinlich entdecken Sie an sich Fähigkeiten, die Ihnen gleichzeitig in mehreren Bereichen zur Verfügung stehen, andere Kompetenzen wiederum nur bei manchen oder einzelnen Aktivitäten. Suchen Sie sich dabei Unterstützung von einer lieben Person. Es fällt manchmal schwer, das „Gute“ in sich selbst zu sehen! Von Lebensrolle zu Lebensrolle werden die unterschiedlichen Fähigkeiten in Anzahl und Bedeutung variieren oder sich auch wiederholen.

Schreiben Sie nun die gefundenen Fähigkeiten untereinander in die Tabelle „Fähigkeit und Farbe“ (siehe S. 205). Aus dem Kartonbogen schneiden Sie nun so viele Karten aus, wie Sie Fähigkeiten gefunden haben. Die Kartengröße beträgt ca. 5,5 × 8,5 cm bis 6,5 × 10 cm, je nach gewünschtem Aufbewahrungsort (Geldbörse/Kreditkartenetui/Hosentasche …).

Gestaltungsphase

Nun lassen Sie die einzelnen Kompetenzen auf sich wirken. Wählen Sie für jede gefundene Stärke eine für Sie stimmige, repräsentative Farbe aus, die Sie mit dieser Qualität assoziieren. Denken Sie daran, dass Sie sich Ihre Kompetenzfarbe selbst mischen können. Seien Sie in dieser Phase achtsam, nehmen Sie sich genug Zeit. Wenn Sie so weit sind, malen Sie mit dem gewählten Farbenmaterial neben jede einzelne Fähigkeit einen Farbtupfer.

Lassen Sie sich nun von den unterschiedlichen Farbtupfern inspirieren und gestalten Sie Ihre Kompetenzkarten/Trumpfkarten je nach Wahl Ihres Farbenmaterials. Vielleicht wollen Sie mit der Zufallstechnik arbeiten (mit Wasser verdünnte Farben auf die Karte tropfen/Spuren ziehen/Tropfen durch Hin- und Herbewegen der Karte verrinnen lassen). Oder möchten Sie doch mit Fingerfarben beeindrucken? Oder Ihre Trümpfe mit Farbstiften zur Geltung bringen? Eventuell finden Sie ein bekräftigendes Symbol, das Sie auf die Karten zeichnen/malen.

Wenn das Material getrocknet ist bzw. wenn Sie fertig sind, notieren Sie auf der Rückseite der Karten die jeweilige Kompetenz, auf die sich die Karte bezieht (wählen Sie eine besondere Schrift, die Wertigkeit Ihrer Fähigkeiten unterstreichend). Danach betrachten Sie nacheinander Ihre Joker-Karten. Vergegenwärtigen Sie sich dabei die Buntheit und Vielfalt Ihrer vorhandenen Ressourcen. Für das Entdecken welcher Ressource sind Sie besonders dankbar und freuen sich? Inwieweit haben Sie Stärken entdeckt, die Ihnen in mehreren Lebensbereichen oder sogar als Grundkompetenzen zur Verfügung stehen?

Nehmen Sie doch täglich eine andere Joker-Karte mit zur Erinnerung an Ihr Potenzial und Ihre Einzigartigkeit! Das Kartenset darf über die Zeit wachsen!

Um zu verhindern, dass die wertvollen Karten mit der Zeit kaputt gehen, können Sie sie laminieren (entweder mit einem eigenen Laminiergerät oder im Copyshop laminieren lassen).

Zum Aufbewahren der Karten verwenden Sie eine Trümpfebox – entweder Sie basteln selbst eine oder eine vorhandene wird neu bemalt oder beklebt. Die Trümpfebox sollte an einem für Sie besonderen Ort stehen und leicht zugänglich sein, sodass Sie bei Bedarf rasch eine passende Trumpfkarte ziehen können.

Es war einmal …

Isolde Schediwy

Die Bedeutung des Märchens

In der folgenden Übung dürfen Sie sich von der magischen Kraft der Farben in der wundersamen Märchenwelt mit ihren tapferen Helden und Heldinnen verzaubern lassen. Ganz ehrlich – wäre es nicht fein, mit Zauberkräften ausgestattet die Abenteuer und Herausforderungen des Alltags leichter zu bestehen?

„Das Haar schwarz wie Ebenholz, die Haut weiß wie Schnee, die Lippen rot wie Blut" – so wird Schneewittchen in Grimms Märchen beschrieben, und auch in Märchentiteln kommen Farben vor: etwa „Rotkäppchen", „Goldmarie" oder „König Blaubart". Die Farben haben im Märchen jeweils eine besondere Bedeutung.

Nun fangen Sie doch die Farben der magischen Märchenwelt atmosphärisch ein und entdecken vielleicht die eine oder andere wertvolle Quelle in sich. Als Anreiz für die Übung finden Sie im Download-Bereich das Märchen „Eine graue Stadt wird wieder bunt".

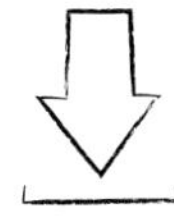

Erfahrungsebene: Arbeit mit den Qualitäten der Farben, Kraftquellen finden

Material: verschiedene Farbenmaterialien (Bunt-/Filzstifte, Ölpastellkreiden, Pastellkreiden), Acryl- oder Wasserfarben (je nachdem, was vorhanden ist), Pinsel, Wasser, Zeichenpapier in verschiedenen Stärken und Größen

 ca. 30 bis 45 Minuten Schwierigkeitsgrad: Personen: oder 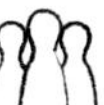

Bevor Sie sich die Imagination zur Übung anhören, richten Sie sich Ihren Arbeitsplatz her. Nach der kurzen Imagination sollten Sie rasch zu arbeiten beginnen.

Nun versorgen Sie sich noch mit einer Decke, damit Sie es schön warm haben, und hören Sie sich die Imagination an.

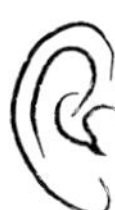

Imagination

Nehmen Sie eine bequeme Sitzhaltung ein. Wenn Sie so weit sind, schließen Sie Ihre Augen und atmen Sie bewusst ein paar Mal tief ein und aus. Richten Sie Ihre volle Aufmerksamkeit auf Ihren Atem. Auftauchende Gedanken lassen Sie vorbeiziehen, ohne sie zu bewerten. Lassen Sie sie wie die Wolken am Himmel vorbeiziehen. Bleiben Sie aufmerksam und konzentrieren Sie sich auf Ihren Atem.

Nun gehen Sie in Ihrer Vorstellung in die Zeit zurück, in der Sie Märchen gelesen oder Märchen vorgelesen bekommen haben. Erinnern Sie sich an das eine oder andere Märchen? Halten Sie ein Lieblingsmärchen? Ein Märchen, das Sie schon damals beeindruckt, fasziniert hat? Lassen Sie sich dafür Zeit ...

Vielleicht taucht langsam eine Sequenz oder ein Bild aus dem Märchen auf. Nun richten Sie Ihre Aufmerksamkeit auf die Farben, die in dieser Märchenszene vorherrschen. Welche Farbe oder Farben erkennen Sie? Von welchen Farbnuancen ist Ihr innerer Blick gefesselt? Welche Atmosphäre breitet sich aus?

Lassen Sie sich beim Erkunden genug Zeit. Verweilen Sie bei dem Bild, das Sie gefunden haben, und kommen Sie mit Ihrer Aufmerksamkeit langsam in den Raum zurück. Öffnen Sie Ihre Augen. Dehnen und strecken Sie sich und lassen Sie Ihre Muskeln langsam wieder aktiv werden.

Gestaltung

Gehen Sie nun gleich in eine Gestaltung. Greifen Sie zu den oder der für Sie stimmigen Farbe/n in Erinnerung an die Imagination und fangen Sie die Atmosphäre in Ihrem Bild ein. Vielleicht werden Sie durch die eine oder andere Farbe zum Verwenden weiterer Farben inspiriert. Lassen Sie sich von Ihrem Impuls leiten, verführen.

Bildbetrachtung

Betrachten Sie Ihr Bild aus einiger Distanz und lassen Sie es einige Zeit auf sich wirken.

Wie kommt es Ihnen entgegen? Welche Dynamik finden Sie in der Zeichenführung? Eher von innen nach außen oder umgekehrt? Von oben nach unten oder umgekehrt oder andere Bewegungsrichtungen? Welche Farben herrschen vor? An welcher Stelle im Bild bleibt Ihr Blick wohlwollend und fasziniert hängen? Wie zeigen sich genau dort die Farben? Hell, dunkel, kräftig aufgetragen oder zart … Welche Farbe von allen berührt Sie am meisten?

Treten Sie nun in Ihrer Vorstellung in Dialog mit dieser Farbstelle und fragen Sie sie doch einfach, über welche magische Kraft sie verfügt! Überlegen Sie mit ihr, in welchen konkreten Situationen in Ihrem Leben sie Ihnen eine Unterstützung sein könnte. Schreiben Sie sich die wichtigsten Gedanken in Ihr Kunsttherapie-Tagebuch und finden Sie noch einen passenden Titel (vielleicht sogar einen Titel für ein Märchen, das Sie zu einem späteren Zeitpunkt schreiben wollen …).

Versuchen Sie im Alltagsleben, sich diese Kraftquelle immer wieder zu vergegenwärtigen. Ein Gegenstand, ein Accessoire in der Farbe Ihrer Zauberkraft könnte Sie liebevoll an diese wundervolle Ressource erinnern.

Anhang

Kurzdefinitionen

Kunsttherapie

Vereinfacht zu verstehen als ein von Klient:innen und Therapeut:innen gemeinsam definierter Beziehungs-, Handlungs-, Reflexions-, Entwicklungs- und Genesungsraum. In diesem Raum wirken Beziehungen zwischen Klient:in und Therapeut:in und Werk. Es sind immer alle drei Ebenen und deren Beziehung zueinander wesentlich.

Kunsttherapeutische Begleitung

ist Begegnung und Beziehung. Der Raum für jede Form des Selbstausdrucks (Werk) mittels künstlerischer Gestaltung innerhalb der therapeutischen Beziehung wird zur Verfügung gestellt. Der/Die Kunsttherapeut:in lebt in ihrer Begleitung achtsame Präsenz bei jeweils individuell entstehenden Gestaltungsprozessen. Gemeinsam mit dem/der Klient:in wird – falls erwünscht – Geschaffenes betrachtet, die Bedeutung des Erlebten erkundet, ausgetauscht … werden mögliche Neuorientierungen geprobt.

In der Kunsttherapie begegnen sich Mensch und Gestaltung, Geist und Materie, Denken, Fühlen und Handeln. Kunsttherapeut:innen ermutigen Klient:innen, ihre schöpferische Kraft für sich, für ihre Themen und Anliegen einzusetzen. Ergebnis sind Gestaltungen, die in unterschiedlicher Weise wirksam werden.

Kunsttherapeutische Beziehung

wirkt innerhalb des vereinbarten Rahmens in einem klaren, respekt- und liebevollen Miteinander-in-Kontakt-Sein. Klient:innen können mit einer wertoffenen Begegnung, einer achtsamen Begleitung und einer verbindlichen Beziehungsgestaltung rechnen. Wahrung der Individualität, Ehrlichkeit im Miteinander-Arbeiten, Respektieren der Lebensgeschichte und des Lebensumfeldes, aufmerksames Zentrieren auf Kernthemen und Vertraulichkeit sind weitere wesentliche Werte.

Kunsttherapeutisches Setting

Erstgespräche ermöglichen ein erstes Skizzieren individueller Bedürfnisse, Anliegen und Themen und ein gemeinsames Einschätzen und Festlegen geeigneter Rahmenbedingungen.

Erste Einblicke in die kunsttherapeutische Arbeitsweise, Informationen zu Wirkung, Theorie und Ethikrichtlinien werden gegeben und klare Vereinbarungen bezüglich Ort, Kosten, Bezahlung und Absageregelungen getroffen.

Die folgenden Materialien sind auch auf der Website zum Buch unter https://www.facultas.at/item/57970157 abrufbar.

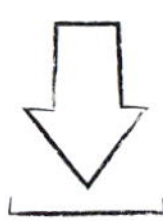

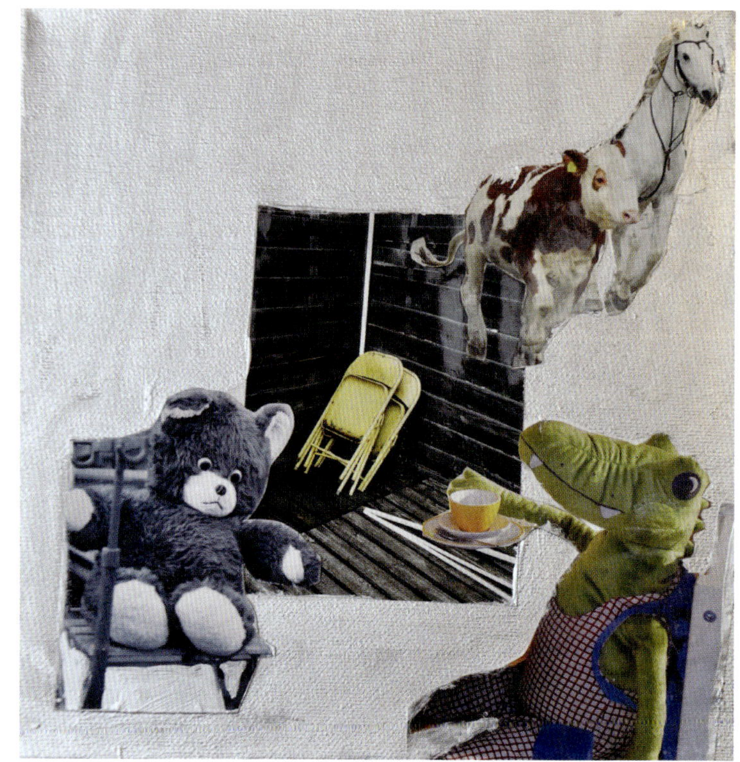

Redewendungen zu den Farben

Blau Redewendungen, Redensarten, Sprichwörter

Sein blaues Wunder erleben
Eine unangenehme Überraschung erleben. Blau galt früher als Farbe der Lüge.

Sich grün und blau ärgern
Sich über etwas sehr ärgern; sehr erbost über etwas sein.

Jemandem das Blaue vom Himmel versprechen
Viele Versprechungen machen; jemandem unrealistische Dinge versprechen; Versprechungen machen, die nicht eingehalten werden können.

Einen blauen Brief bekommen
Ein Entlassungsschreiben erhalten.

Das Blaue vom Himmel lügen
Offensichtlich lügen; beim Lügen so sehr übertreiben, dass es leicht durchschaut werden kann.

Blaumachen
Nicht zur Arbeit gehen; nicht in die Schule gehen; seinen Verpflichtungen nicht nachkommen. Die Begriffe „blaumachen", „blau sein" sowie der sogenannte „blaue Montag" haben vermutlich denselben Ursprung. Sie gehen wohl zurück auf das Färben mit dem blauen Farbstoff Indigo. Für ein gutes Färbeergebnis brauchte man möglichst viel Urin, sodass die Färber viel tranken. Auch Alkohol wurde dem Farbsud reichlich zugesetzt – direkt oder nachdem er den Körper der Färber passiert hatte.

Blau sein
Betrunken sein; zu viel Alkohol getrunken haben.

Rot Redewendungen, Redensarten, Sprichwörter

Der rote Faden
Die Struktur von etwas; eine erkennbare Ordnung; ein Leitmotiv. Die Redewendung könnte ihren Ursprung in Goethes „Wahlverwandtschaften" haben. Dort heißt es: „Sämtliche Tauwerke der königlichen Flotte sind dergestalt gesponnen, dass ein roter Faden durch das Ganze durchgeht, den man nicht herauswinden kann, ohne alles aufzulösen, und woran auch die kleinsten Stücke kenntlich sind, dass sie der Krone gehören. Ebenso zieht sich durch Ottilies Tagebuch ein Faden …"

Ein Mann sieht rot
Deutscher Titel des amerikanischen Films „Death Wish" aus dem Jahr 1974. Die Wendung wird zitiert, wenn jemand sehr wütend wird oder große Aggressivität an den Tag legt.

Rot wie ein Krebs
Dies ist ein Vergleich mit der roten Farbe von Flusskrebsen: „Nach drei Stunden in der Sonne war er rot wie ein Krebs."

Rot wie eine Tomate werden
Heftig erröten, zum Beispiel aus Scham, weil einem etwas peinlich ist.

Rote Zahlen schreiben
Verluste machen.

Gelb Redewendungen, Redensarten, Sprichwörter

Das Gelbe vom Ei
Das Beste; das, worauf es ankommt; das Vorteilhafteste.

Grün/gelb vor Neid werden
Plötzlich sehr neidisch werden. Wer grün oder auch gelb vor Neid wird, der wird so neidisch, dass das Gefühl eine körperliche Reaktion auslöst, die die Gesichtsfarbe verändert. „Gelb" bzw. „grün" ist dabei nicht wörtlich zu nehmen, sondern unterstreicht nur die Heftigkeit des Gefühls.

Grün Redewendungen, Redensarten, Sprichwörter

Alles im grünen Bereich
Wenn alles im grünen Bereich ist, dann ist die Situation unter Kontrolle bzw. in Ordnung.

Auf keinen grünen Zweig kommen
Keinen Erfolg haben; es zu nichts bringen. Der grüne Zweig steht für das Wachstum der Natur im Frühling.

Dasselbe in Grün
Das Gleiche in anderem Gewand; etwas, das im Grunde nichts anderes, also das Gleiche wie zuvor ist.

Grün hinter den Ohren sein
Noch jung und unerfahren sein (oft abwertend gemeint).

Grünes Licht geben
Jemandem die Erlaubnis geben, etwas anzufangen. Die Wendung bezieht sich auf das grüne Licht von Verkehrsampeln.

Sich grün und blau ärgern
Sich über etwas sehr ärgern; sehr erbost über etwas sein.

Gelb oder grün vor Neid werden
Plötzlich sehr neidisch werden.
Wer grün oder auch gelb vor Neid wird, der wird so neidisch, dass das Gefühl eine körperliche Reaktion auslöst, die die Gesichtsfarbe verändert. „Gelb" bzw. „grün" ist dabei nicht wörtlich zu nehmen, sondern unterstreicht nur die Heftigkeit des Gefühls.

Schwarz Redewendungen, Redensarten, Sprichwörter

Das kann ich dir schwarz auf weiß geben.
Das garantiere ich dir; darauf kannst du dich verlassen.

Das schwarze Schaf
Außenseiter; eine Person, die sich nicht einordnet.

Etwas schwarz auf weiß haben
Etwas in gedruckter Form haben (als Bestätigung und Sicherheit).

Schwarze Zahlen schreiben
Gewinne machen. Schwarze Zahlen stehen in der kaufmännischen Bilanz für Gewinne.

Sich schwarz ärgern
Sich sehr ärgern.

Warten, bis man schwarz wird
Vergeblich warten. „Kommt ein Fremder, so kann er warten, bis er schwarz wird, ehe der Wirt ihn fragt, was er trinken wolle." (Hermann Löns, „Mein braunes Buch", 1907)

Weiß Redewendungen, Redensarten, Sprichwörter

Ein weißer Fleck auf der Landkarte
Ein unerforschtes Gebiet.

Eine weiße Weste haben
Unschuldig sein, sich immer korrekt verhalten haben.

Weiß wie eine Wand sein
Auffällig blass sein; eine ungesund wirkende Gesichtsfarbe haben.

Der weiße Tod
Tod durch Erfrieren; Tod durch eine Lawine.

Weiße Mäuse sehen
Wahnvorstellungen haben, insbesondere im Alkoholdelirium.

Weiße Weihnachten
Weihnachten mit Schnee.

Grau Redewendungen, Redensarten, Sprichwörter

Alles grau in grau malen
Eine Situation pessimistisch darstellen.

Bei Nacht sind alle Katzen grau.
Sprichwort, das bedeutet, dass in der Dunkelheit Besonderheiten nicht auffallen.

Graue Eminenz
Einflussreiche Persönlichkeit im Hintergrund.

Gold Redewendungen, Redensarten, Sprichwörter

Morgenstund hat Gold im Mund
Die Redewendung besagt, dass sich frühes Aufstehen lohnt, weil es sich am Morgen gut arbeiten lässt.

Die goldene Mitte
Das Vermeiden von Extremen, das Schließen eines Kompromisses. Ein Kompromiss ist die Lösung eines Konflikts durch gegenseitige freiwillige Übereinkunft unter beiderseitigem Verzicht auf Teile der jeweils gestellten Forderungen.

Gold wert sein
Sehr wertvoll, nützlich, gewinnbringend sein.

Goldig
Niedlich.

Sich eine goldene Nase verdienen
Bei Geschäften finanziell sehr erfolgreich sein.

Reden ist Silber, Schweigen ist Gold.
Die Redewendung bedeutet, dass es manchmal besser ist, zu schweigen, statt Unpassendes oder Überflüssiges zu sagen.

Es ist nicht alles Gold, was glänzt.
Nicht alles, was gut aussieht, muss tatsächlich gut sein; der Schein trügt oft.

Ein Herz aus Gold haben
Großzügig, gutmütig, herzlich sein.

Wörtersammlung

GELASSENHEIT	WÄRME	GEBORGENHEIT	FEINFÜHLIGKEIT	SENSIBILITÄT
ERKENNTNIS	WERTFREIHEIT	KRAFT DER FANTASIE	MITGEFÜHL	WÄRME
ZULASSEN	ZÄRTLICHKEIT	BESONDERHEIT	INDIVIDUALITÄT	ZEIT
EINZIGARTIGKEIT	STÄRKE	TIEFE	SICHERHEIT	GNADE
HERZENSQUALITÄT	RAUM GEBEN	FÖRDERUNG	UNTERSTÜTZUNG	KLARHEIT
BEGLEITUNG	VERTRAUTHEIT	VERSTEHEN	ANGENOMMEN SEIN	STILLE
PLATZ GEBEN	ANREGUNG	GEDULD	RUHE	HEILUNG
WAHRNEHMUNG	ERFAHRUNG	FESTIGKEIT/HALT	LIEBEVOLL	FLÜSTERN

LEBENDIGKEIT	WACHSTUM	LUST	EMPFINDSAMKEIT	LEUCHTEN
KÖRPER	VERBINDUNG	RAUM	FREMDHEIT	KARUSSELL
PERLENDUFT	BAUSTEIN	SONNENTAU	MITTAGSBLAU	ABENDROT
VERZWEIFLUNG	SEHNSUCHT	SANFTHEIT	FLIESSEN	MASKE
WILD	BÖSE	GEMEIN	GROSSKOTZIG	RAUMEINNEHMEND
SYMMETRIE	ASYMMETRIE	BESPIELUNG	BESTAUNEN	FLÜCHTEN
BESTIMMTHEIT	EKELIG	DIE SCHWÄRZUNG	ROTER SCHUH	RAND
LÖSEN	BECHER	ERHABEN	HASHTAG	MITTE
VERSÖHNEN	GRAUEN	SCHMERZSCHRILL	UMDREHEN	

Tabellen zur Übung „Meine Joker und andere Trümpfe“

Lebensbereich	Rolle	Fähigkeit
Familie		
Freund:innen		

Arbeit		
Freizeit		
Ehrenamt		

Spiritualität

Fähigkeit	Farbe

Literatur – einige Anregungen

Texte, die uns bereichert haben und die wir weiterempfehlen

Ameln-Haffke, Hildegard: Emotionsbasierte Kunsttherapie. Methoden zur Förderung emotionaler Kompetenzen. Hofgrefe, 2014

Amering, Michaela und Schmolke, Margit: Recovery: Das Ende der Unheilbarkeit. 5., überarbeitete Auflage. Psychiatrie-Verlag, 2011

Ammicht Quinn, Regina: Glück – der Ernst des Lebens? Herder Spektrum, 2006

Arendt, Hannah: Denken ohne Geländer. Texte und Briefe. Piper, 2010

Ausländer, Rose: Gedichte, hrsg. von Helmut Braun. Fischer, 2012 (= Taschenbuch-Neuauflage der Ausgabe von 2010)

Bachmann, Helen I.: Malen als Lebensspur. Klett-Cotta, 1985

Bauer, Joachim: Warum ich fühle, was du fühlst. Hoffmann & Campe, 2005

Berger, John: Das Leben der Bilder oder die Kunst des Sehens. Wagenbach, 2003

Brähler, Elmar (Hg.): Körpererleben. Ein subjektiver Ausdruck von Leib und Seele. Beiträge zur psychosomatischen Medizin. Springer, 1986

Breitenfellner, Kirstin: Maria malt. Picus, 2022

Bruns, Margarete: Das Rätsel Farbe. Reclam, 1997

Buber, Martin: Das dialogische Prinzip. Gütersloher Verlagshaus, 1986

Cameron, Julia: Der Weg des Künstlers. Knaur, 1996

Cassou, Michele: Point Zero – entfesselte Kreativität. Aurum, 2009

Chilinski, Luisa Maureen, Göbek, Carina, Hampf, Thalia-Anna, Jünemann, Laura Sheila und Siemon, Riek: In die Zeit gefiltert. Lyrik und Kurzprosa junger Autorinnen. Geest, 2021

Deuser, Heinz: Der haptische Sinn. Beiträge zur Arbeit am Tonfeld. Modernes Lernen, 2016

Deutscher Arbeitskreis Gestaltungstherapie/ Klinische Kunsttherapie e. V.: Der therapeutische Blick in der Kunsttherapie. 2019

Dohrendorf, Hildegard: Worte & Kunst. BoD, 2022

Dreissinger, Sepp: Maria Lassnig: Gespräche und Fotos. Album, 2015

Düchting, Hajo: Werkstatt Kunst. Seemann, 2011

Duve, Karen: Dies ist kein Liebeslied. Goldmann, 2004

Egger, Bettina: Ereignis Kunsttherapie. Zytglogge, 2003

Engel, Franz und Marienberg, Sabine: Das entgegenkommende Denken. de Gruyer, 2016

Flaubert, Gustave und du Champ, Maxime: Über Felder und Strände. Dörlemann, 2016

Florschuetz, Thomas: Are you talking to me? Sprichst du mit mir? Steindl, 2004

Fogel, Alan: Selbstwahrnehmung und Embodiment in der Körperpsychotherapie. Vom Körpergefühl zur Kognition. Klett-Cotta, 2018

Geber, Eva: All das Leid und Spassettln. Das Leben der Lucia Westerguard: Verlag der Apfel, 1995

Gebharter, Elisabeth, Murg, Monika und Oder, Walter: Bildnerei in der neurologischen Rehabilitation. Springer, 2009

Gerstl, Elfriede: Haus und Haut. Werke Band 3, hrsg. von Christa Gürtler und Martin Wedl. Droschl, 2014

Gier, Renate: Die Bildsprache der ersten Jahre verstehen. Kösel, 2004

Görlitz, Gudrun: Körper und Gefühl in der Psychotherapie. Basisübungen. Klett-Cotta, 1998

Gottschalk, Maren: Die Farben meiner Seele: Die Lebensgeschichte der Frida Kahlo. Gulliver, 2012

Grande, Valentina: Frauen, die die Kunst revolutioniert haben. Feministische Kunst. Eine Graphic Novel. Laurence King, 2021

Halprin, Daria: Was der Körper zu erzählen hat. Expressive Arts Therapy in Theorie und Praxis. Kieser, 2013

Hampe, Ruth, Marius, Philipp, Ritschl, Dietrich, von Spreti, Flora und Stalder, Peter B.: KunstReiz. Frank & Timme, 2009

Handke, Peter: Versuch über den Pilznarren. Suhrkamp, 2013

Handke, Peter: Vor der Baumschattenwand nachts. Zeichen und Anflüge von der Peripherie 2007–2015. Jung und Jung, 2016

Harmann, Alice und Bloch, Serge: Kunst mal anders. Das Entdeckerbuch für die Moderne Kunst. Midas Kunst für Kinder, 2020

Heidtmann, Horst (Hg.): Vergessen, was Angst ist. Mut im Alltag. Signal, 1989

Heimes, Silke: Schreib dich gesund. Übungen für verschiedene Krankheitsbilder. Vandenhoeck + Ruprecht, 2017

Heimes, Silke: Warum schreiben hilft. Die Wirksamkeitsnachweise der Poesietherapie. Vandenhoeck & Rupprecht, 2012

Hesse, Hermann: Siddharta. Suhrkamp, 1998

Heti, Sheila, Julavits, Heidi und Shapton, Leanne: Women in Clothes. Blue Rider Press, 2014

Hope Thomas: Wachsmalerei. Enkaustik – Grundlagen und Techniken. Seemann, 2014

Hüther, Gerald: Wege aus der Angst. Über die Kunst, die Unvorhersehbarkeit des Lebens anzunehmen. Vandenhoeck + Ruprecht, 2020

Itten, Johannes: Kunst der Farbe. Ravensburger, 1987

Jacobi, Jolande: Die Psychologie von C. G. Jung. Fischer, 2006

Jung, Carl Gustav: Erlösungsvorstellungen in der Alchemie. Grundwerk C. G. Jung, Band 6. 5. Auflage. Walter, 1999

Kahlo, Frida: Fridas Kleider. Schirmer/Mosel, 2009

Kahlo, Frida: Meisterwerke. Mit Texten von Keto von Waberer. Schirmer/Mosel, 1992

Kandinsky, Wassily: Punkt und Linie zu Fläche. Benteli, 1955

Kapleau, Philip: Die drei Pfeiler des ZEN. Barth, 2012

Kapoor, Anish: Symphony for a Beloved Sun. Walter König, 2014

Kast, Verena: Der schöpferische Sprung. Patmos, 2009

Kast, Verena: Der schöpferische Sprung. Vom therapeutischen Umgang mit Krisen. Patmos, 2017

Kast, Verena: Märchen als Therapie. dtv, 2006

Knill, Paolo: „Das unvermittelbare Dritte“. Interview, www.kunsttherapieforschung.de/09_mediabereich/paolo_knill_kurzinterview.php

Knittel, Emily: Bildserien zur Begleitung von Veränderungsprozessen. Ressourcenaktivierung durch präventive Kunsttherapie. GRIN, 2021

Knopf, Wolfgang und Walther, Ingrid (Hg.): Beratung mit Hirn – Neurowissenschaftliche Erkenntnisse für die Praxis von Supervision und Coaching. Facultas, 2010

Köhler, Henning: Vom Ursprung der Sehnsucht. Die Heilkraft von Kreativität und Zärtlichkeit Verlag Freies Geistesleben, 2007

Koren, Leonard: Wabi-Sabi for Artists, Designers, Poets & Philosophers. Imperfect Publishing, 2008

Kotik, Charlotta, Leigh Christian und Sultan, Terrie: Bourgeois Luise: The Locus of Memory Works 1981–1993. Abrams, 1994

Küchenhoff, Joachim: Vom Dringlichen und vom Grundsätzlichen. Psychoanalytische Gedanken zu existenziellen, gesellschaftspolitischen und erkenntnistheoretischen Fragen. Psychosozial-Verlag, 2022

Legrand, Catherine: Wunderbare Welt der Stoffe. Gerstenberg, 2013

Levine, Peter A.: Sprache ohne Worte. Wie unser Körper Trauma verarbeitet und uns in die innere Balance zurückführt. Kösel, 2010

Mandela, Nelson: Der lange Weg zur Freiheit. Fischer, 1997

Marini, Lorenzo: Der Tulpenmaler. btb, 2005

Menzen, Karl-Heinz: Grundlagen der Kunsttherapie. Reinhardt, 2009

Merleau-Ponty, Maurice: Phänomenologie der Wahrnehmung. de Gruyter, 1976

Münch, Friedrich, Dalos, György, Ammann, Muth Daniel: Kehsler, Katalog „ohne anzuklopfen", Nicolaische Verlagsbuchhandlung, 2005

Niederreiter, Lisa: Kunst, Bildung und Bewältigung. Kunsttherapie in pädagogischer und psychosozialer Praxis. Kohlhammer, 2021

Nishi, Harumi: Zen Blumenschule. Christian, 2002

Noh, Barbara: Yoga – mit Kraft und Anmut leben. Theseus, 2005

Ono, Yoko: Acorn. OR Books, 2013

Paß, Tanja: Der Seelengarten – Das therapeutische Sandspiel als Brücke zum Unbewussten. Waxmann, 2013

Petzold, Hilarion G.: Integrative Therapie. Modelle, Theorien und Methoden für eine schulenübergreifende Psychotherapie. Junfermann, 1993

Petzold, Hilarion G., Ellerbrock, Bettina und Hömberg, Ralf: Die Neuen Naturtherapien. Handbuch der Garten-, Landschafts-, Wald- und Tiergestützten Therapie, Green Care und Green Meditation. Band I: Grundlagen – Garten- und Landschaftstherapie. Aisthesis, 2019

Petzold, Hilarion G., Leeser, Brigitte und Klempauer, Elisabeth: Wenn Sprache heilt. Handbuch für Poesie- und Bibliotherapie, Biographiearbeit und Kreatives Schreiben. Aisthesis, 2018

Petzold, Hilarion G. und Orth, Ilse: Die neuen Kreativitätstherapien. Handbuch der Kunsttherapie. Edition Sirius, 2007

Petzold, Hilarion G. und Orth, Ilse: Poesie und Therapie. Über die Heilkraft der Sprache. Poesietherapie, Bibliotherapie, Literarische Werkstätten. Edition Sirius, 2005

Petzold, Hilarion G. und Sieper, Johanna: Integration und Kreation. Junfermann, 1993

Pluhar, Erika: Zwischen die Horizonte geschrieben. Ueberreuter, 1992

Preußners, Nanna: Entgrenzung der Skulptur: Anish Kapoors frühe Farbpigmentarbeiten. Tectum, 2007

Rabe, Paul: Zwischen Trauer und Ekstase. Arche, 1985

Renard, Jules: Ideen, in Tinte getaucht. Aus dem Tagebuch von Jules Renard. Winkler, 1986

Riedel, Ingrid: Formen. Tiefenpsychologische Deutung von Kreis, Kreuz, Dreieck, Quadrat, Spirale und Mandala. Kreuz, 2002

Roth, Gerhard: Warum es so schwierig ist, sich und andere zu ändern. Persönlichkeit, Entscheidung und Verhalten. Klett-Cotta, 2019

Roth, Gerhard, Heinz, Andreas und Walter, Henrik: Psychoneurowissenschaften. Springer, 2020

Rubin, Judith Aron: Kunsttherapie als Kindertherapie. Gerardi, 1993

Schaffer, Ulrich: Sehnsucht. Die Kraft unserer Wünsche. Herder, 2005

Schmidbauer, Manfred: Das kreative Netzwerk – wie unser Gehirn in Bildern spricht. Springer, 2004

Seemann, Hanne: Selbst-Herrlichkeits-Training für Frauen. Klett-Cotta, 2006

Seiler, Brigitte: Wirkfaktoren menschlicher Veränderungsprozesse. Das ModiV in allgemeiner und kunstbezogener Beratung, Psychotherapie und Pädagogik. Springer Fachmedien, 2018

Smith, Ray: Praxisbuch für Künstler. Dorling Kindersley, 2009

Starke, Irmgard: Texte zur phronetischen® Kunsttherapie, www.kunsttherapie-schule.at

Strauß, Heinz: Resonanz als Methode. In: Wolfgang Knopf, Ingrid Walther (Hg.): Beratung mit Hirn. Facultas, 2010

Stregen, Stine: Ich bin F*cking ICH! Mixvision, 2022

Sylvester, David: Gespräche mit Francis Bacon. Prestel, 2009

Thiele, Johannes: Komm in meine Nacht. Thiele & Brandstätter, 2007

Truger, Ulrike: Monumental weiblich. Ritter, 2015

van Leeuven, Joke: Weißnich. Gerstenberg, 2005

Verband der PsychotherapeutInnen beider Basel, VPB (hg.): Innensicht: Was Sie schon immer fragen wollten – PsychotherapeutInnen antworten. VPB, 2020

Völker, Sigrid und Gruber, Harald: Mensch und Bild. Kunsttherapie und Existenzerfahrung. ebv, 2017

Weber, Thomas Ch.: Traumafokus. Eine neuropsychotherapeutische Methode zur Verarbeitung von psychischem Stress, Traumata und chronischem Schmerz. Facultas, 2021

Weinberger, Franziska und Weinberger, Lois: Feldarbeit/Field work. Skarabaeus, 2007

Wimmer, Eva, Dragic, Ivana, Giri, Himanshu, Schiller, Brigitta, Tilkidhzieva, Elitsa, Wagner, Isabella Wagner und Mörtl, Kathrin: Körper im Kontext. Contemporary Perspectives on Psychosomatics. Facultas, 2021

Wittkowski, Ernst: Texte zur phronetischen® Kunsttherapie/„Strukturale Prozessarbeit", www.kunsttherapie-schule.at

Wollheim, Richard: Emotionen. Eine Philosophie der Gefühle. C. H. Beck, 1991

Xingjian, Gao: La Fin du Monde. Kerber, 2007

Zamboni, Chiara: unverbrauchte worte. frauen und männer in der sprache. Göttert, 2005

Filme

Die Geträumten. Ein Film von Ruth Beckermann. Österreich, 2016

Anna Halprin – Breath made visible. Revolution in Dance. Ein Film von Ruedi Gerber. Schweiz, USA, 2009

Links

http://farbentrinken.com

https://www.fh-krems.ac.at/forschung/department-of-health-sciences/#ueberblick Das Department of Health Sciences forscht zur therapeutischen Versorgung und Pflege, testet und entwickelt Therapiemaßnahmen.

www.ulriketruger.at

www.fridakahlo.org

https://www.youtube.com/watch?v=4sDSZ9GwnCE (Maria Lassnig)

https://www.youtube.com/watch?v=GZ8y0ixV79Y (Luise Bourgeois)

https://www.youtube.com/watch?v=JjkHYQnxZTE (Josef Beuys)

https://www.youtube.com/watch?v=l5ixDJw2hpI (Olivia Trummer: Fly now)

https://www.youtube.com/watch?v=oIa5PrWvyNk (Schönerz & Fleer: Best of Rilke)

https://www.youtube.com/watch?v=Bq4r-HcRQ5I (Schönherz & Fleer: Der Liebende – Hesse-Projekt)

http://www.zeit.de/kultur/kunst/2014-05/maria-lassnig-nachruf

www.diegetraeumten.at/home.php

http://www.moma.org/explore/collection/lb/index

https://de.wikipedia.org/wiki/Liste_von_Märchen

https://de.wikipedia.org/wiki/Liste_geflügelter_Worte

www.berufsverbandkunsttherapie.com (Österreichischer Berufsverband für Kunsttherapie)

http://www.kunsttherapie-schule.at/

http://www.fpi-publikation.de/images/stories/downloads/polyloge/luethi-das-intentionale-in-der-psychotherapie-polyloge-07-2013.pdf

http://www.fpi-publikation.de

https://www.youtube.com/watch?v=9bneFU8RshE (Gerald Hüther: Wachse an dir selbst!)

https://www.youtube.com/watch?v=E9210eQ_dmY (Arno Stern: Einblick in seine Arbeit)

https://www.youtube.com/watch?v=PfzYS-MCm2go (Kunsttherapie Havelhöhe: Plastizieren)

Materialien zum Buch

https://www.facultas.at/item/57970157

Die Herausgeberinnen und Autorinnen

Marion Bugelnig-Berger

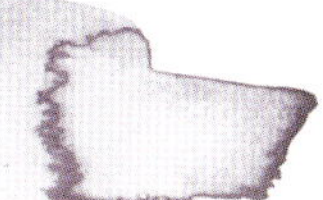

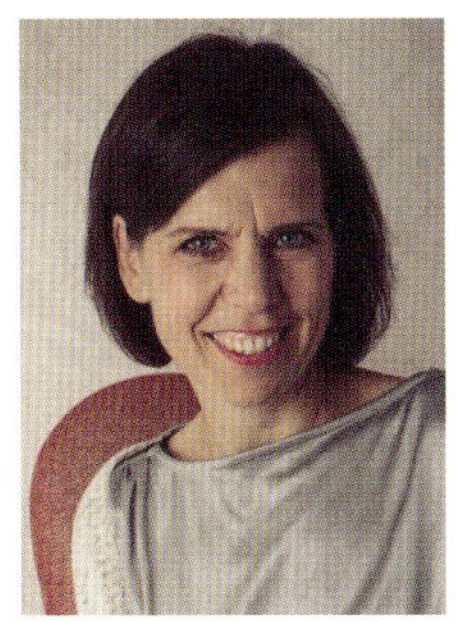

Geboren 1973, Mag., verheiratet, drei Kinder, lebt in Wien. Studium der Bildnerischen Erziehung und des Textilen Gestaltens an der Akademie der bildenden Künste Wien, Diplomarbeit am Fashion Institute of Design in New York. Sie ist als Künstlerin tätig und beschäftigt sich mit Malerei, Grafik und der Kombination daraus. Abstraktion und Gegenständliches werden von ihr neu gemischt und erprobt, Spontaneität und Geschwindigkeit stellen wichtige Elemente ihrer künstlerischen Arbeit dar. Seit 2000 Unterricht an der Bildungsanstalt für Kindergartenpädagogik, wo sie auch Studierende der Akademie der Bildenden Künst betreut und europaweite Kooperationen mit Partnerschulen organisiert. 2009 absolvierte sie die Kunsttherapieausbildung an der Wiener Schule und leitet Kunsttherapieseminare in freier Praxis. Gemeinsam mit Karin Wetschanow hat sie die WortArt-Methode entwickelt.

Mehr Info unter *http://MarionBugelnig-Berger.jimdofree.com*

Marie-Theres Gallnbrunner

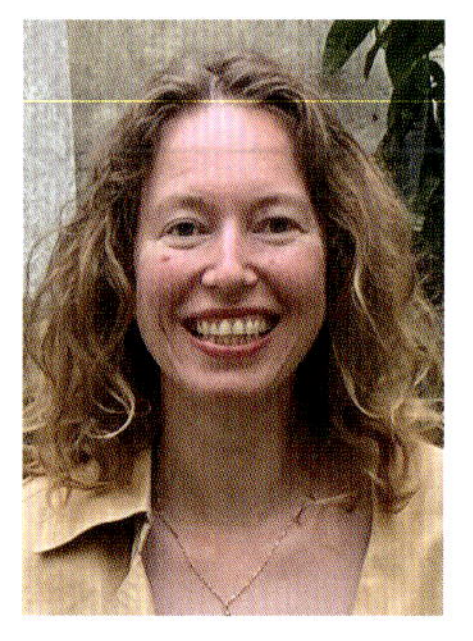

Geboren 1977, Mag. art. Bildende Künstlerin (Akademie der bildenden Künste, Wien/Akademia Sztuk Pieknych, Krakau), Kunsttherapeutin (Wiener Schule für Kunsttherapie) und Yogalehrerin (Shiva-Shakti-Yoga RYS 500+). Der „Zwischenraum" ist ihr Lebensthema – sie verbindet in ihrer Arbeit die transformierenden Möglichkeiten von Kunst, Kunsttherapie und Yoga. Als Künstlerin Ausstellungen im In- und Ausland (Viennafair, Art Austria, Galerie Lang). Als Kunsttherapeutin seit 2010 in freier Praxis tätig und institutionell im Therapiezentrum Weidenhof für Menschen mit Essstörungen, in Zusammenarbeit mit der Caritas mit geflüchteten Kindern und seit 2017 für den Verein Wiener Frauenhäuser mit Kindern und Frauen, die Überlebende von Gewalt sind. Gemeinsam mit Mag. Katharina Burger hat sie das kunsttherapeutische Workshopformat „Träume Treffen" entwickelt. Kunsttherapie, Vorträge und Workshops auf Englisch und Deutsch.

Näheres unter *kunsttherapie.dascollectiv.com* und *www.mthg.net.*

Gabriela Hütter

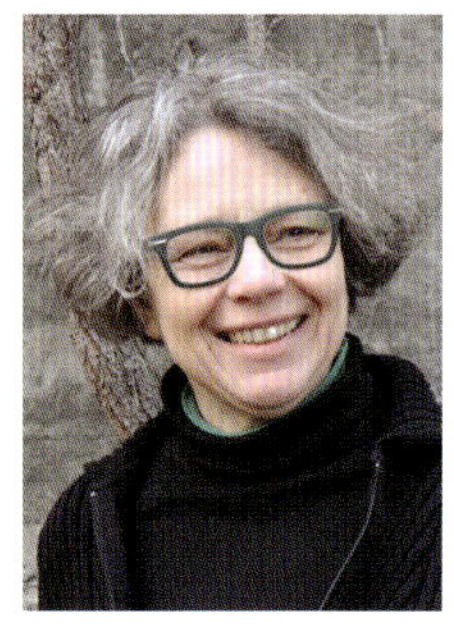

1962 in Graz geboren, Schauspielstudium am Max-Reinhardt-Seminar der Universität für Musik und Darstellende Kunst Wien, Kunsttherapieausbildung an der Wiener Schule für Kunsttherapie. 1996 Förderungspreis zur Josef-Kainz-Medaille der Stadt Wien. Seit 2002 Tätigkeit als „standardisierte Patientin" für ärztliche Gesprächsführung an der Medizinischen Universität Wien. Seit 2012 Lehrtätigkeit für Kunsttherapie an der Wiener Schule für Kunsttherapie und am Institut A.R.T.E. in Bukarest.

Siegrid Jamnig

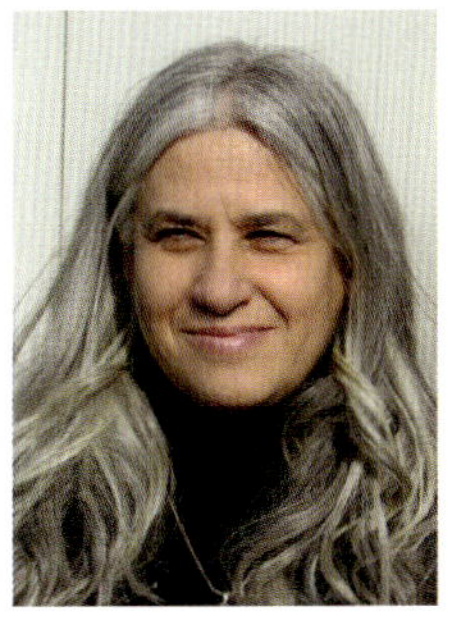

Geboren 1957, seit 1990 in freier Praxis tätig. Supervision, Beratung, Organisations- und Projektentwicklung, Lehre, Kooperation von Kunst und Kunsttherapie sowie Bildung sind aktuelle Arbeitsbereiche.

Näheres unter *www.kunsttherapie1.at* und *www.zwischenton.eu*

„Der Mix aus Erfahrung, Erleben und Neuem wächst aus Zwischentönen vielgestaltiger Kontakte, Begegnungen, Beziehungen.

Für mich sind Zeichnen, Fotografieren, Malen, Gestalten, Schreiben Formsuche, Reisen ins ‚Noch nicht' und des unmittelbaren Da. Begreifbar vielleicht als ein Wandern, ein Erkunden mit und auf unterschiedlichen Materialien. Es ist langsame und plötzliche Veränderung. Es ist ein Mäandern zwischen Ahnen, Schauen und Sehen, Nachdenken, Umsetzen, Reflektieren – ein Unterwegssein. Dieses Unterwegssein liebe ich, seit mir Bewegen, Wahrnehmen, Fühlen und Denken vertraut wurden."

Alexandra Reis

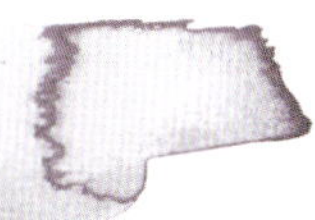

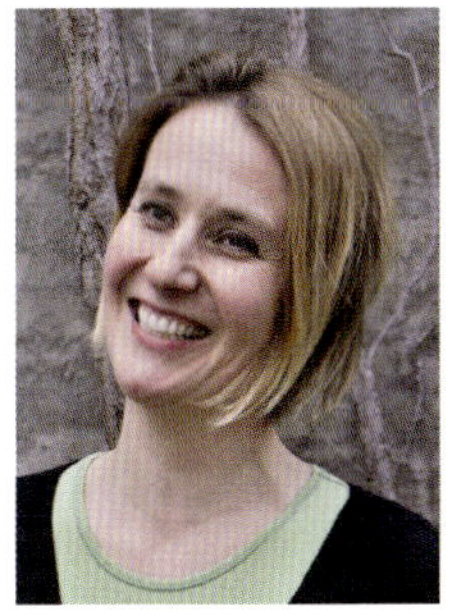

Geboren 1975 in Johannesburg, zwei Kinder, lebt und arbeitet in Wien und Niederösterreich. Diplom Kunsttherapeutin mit klinischer Erfahrung, akademisch geprüfte systemische Supervisorin, Coach, Organisationsentwicklerin, Trainerin, zertifizierte Life Design Coach, Agentin des Wandels. Ihr Fokus: Lebendigkeit und Wertschätzung zu fördern und zu steigern – liebevoll im Umgang mit uns selber (#SELFcare), unseren Mitmenschen und der Natur (#WORLDcare) zu sein.

Sie baut Brücken von Selbstfürsorge zur Weltfürsorge und wieder zurück, immer im Austausch, in Wechselwirkung. „Nur wenn es mir und dir, meinem und deinem Umfeld und der Natur gut geht, kann sich Glück, Zufriedenheit einstellen.“ Weitere Schwerpunkte: Hochsensitivität, Resilienz, Starting a CAREvolution = SELFcare + WORLDcare + WEcare + BUSINESScare, Socialpreneurship.

Weitere Infos: *www.alexandrareis.at*

Isolde Schediwy

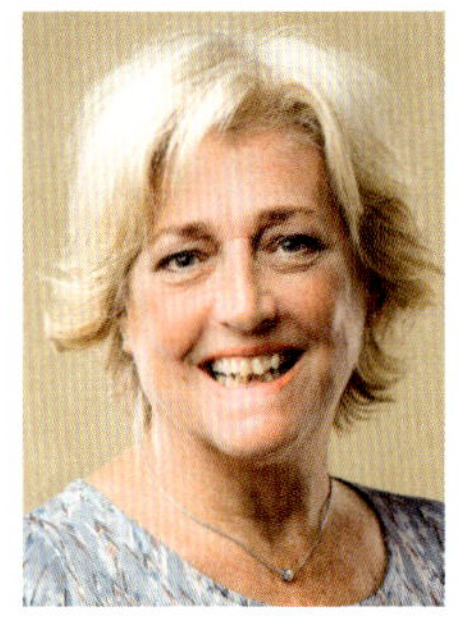

Geboren 1960, verheiratet, drei Kinder. Kunsttherapeutin (Wiener Schule für Kunsttherapie), Mediatorin (Institution für Mediation und Konfliktmanagement, Wien – Mitglied ÖBM), Trainerin für Berufsorientierung und Kommunikation (Plativio, Wien), Teilstudium Betriebswirtschaft (Wirtschaftsuniversität Wien). Vorsitzende des Österreichischen Fachverbandes für Kunst- und GestaltungstherapeutInnen (2012–2017). Freiberuflich tätig als Kunsttherapeutin in psychosozialen Einrichtungen (mit dementen und mehrfach behinderten Menschen sowie Jugendlichen mit Förderbedarf) und in freier Praxis, Leitung von Kunsttherapie-Workshops, Trainerin im AMS-Bereich und Beraterin im Jugendcoaching mit kunsttherapeutischem Ansatz. Seminarleiterin mit Schwerpunkt Kommunikation und Persönlichkeitsentwicklung. Das vermehrte Integrieren von kunsttherapeutischer Methodik in ihre Beratungs- und Trainingstätigkeit ist ihr sehr wichtig – dabei entwickelt sie laufend neue Konzepte. Vortragstätigkeit im Gesundheitsbereich und in psychosozialen Institutionen zum Thema „Wirkung von Kunsttherapie bei Depression/Demenz“. Gutachterin für die Akkreditierung einer Privatuniversität Wien. Buchbeitrag in „Edith Kramer 1916–2014. Wien – New York – Grundlsee“ (2016) sowie in „Kunst & Therapie – Zeitschrift für bildnerische Therapien“ (1/2017).

Info unter: *www.kunsttherapeutin.info* und *www.praxiscanalettogasse.at*

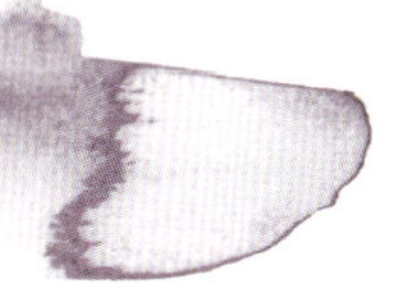

Karin Wetschanow, ARTandMOOR-assoziiert

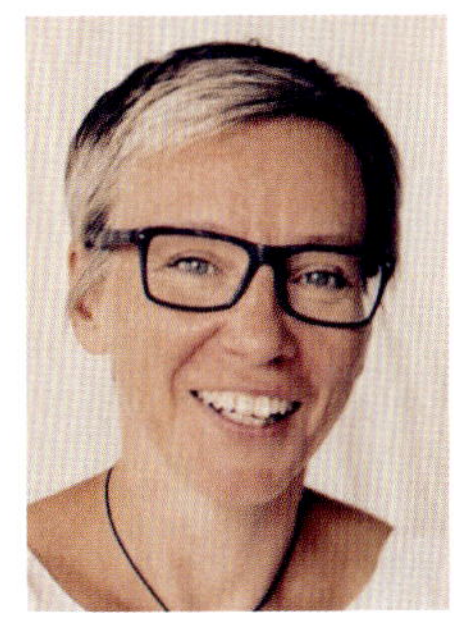

Geboren 1968 in Wien, lebt, arbeitet und denkt nach wie vor in Wien. Studium der Sprachwissenschaft und Psychologie in Wien, seit 15 Jahren als freie Wissenschaftlerin und Schreibberaterin tätig. Hauptberuflich beschäftigt mit dem wissenschaftlichen Schreiben, seiner Erforschung, Vermittlung und Beratung. Neben ihrem wissenschaftlichen Dasein hat es aber immer auch die künstlerische Seite gegeben: Jahrelang war sie neben ihrem Studium als Puppenspielerin und als Regisseurin für das „Erinnerungstheater Wien" tätig. Ihre Arbeit für das Erinnerungstheater Wien hat ihr Interesse am Arbeiten mit Biografien und am Einsatz des Schreibens für das Erinnern geweckt. Gemeinsam mit Oliver Schrader hat sie das Biografische Tischtheater entwickelt, in dem beide den Einsatz von Schreiben, Performance und Objekttheater für die Biografiearbeit ausloten.
Aus der Auseinandersetzung mit den Bildern von Marion Bugelnig-Berger für Ausstellungstexte ist die Idee der „WortArt" entstanden, die in diesem Buch vorgestellt wird.

So kommen Sie zu den Audiodateien:

- FacultasApp kostenlos herunterladen
- Kurs ***Kunsttherapie als Selbsterfahrung*** auswählen

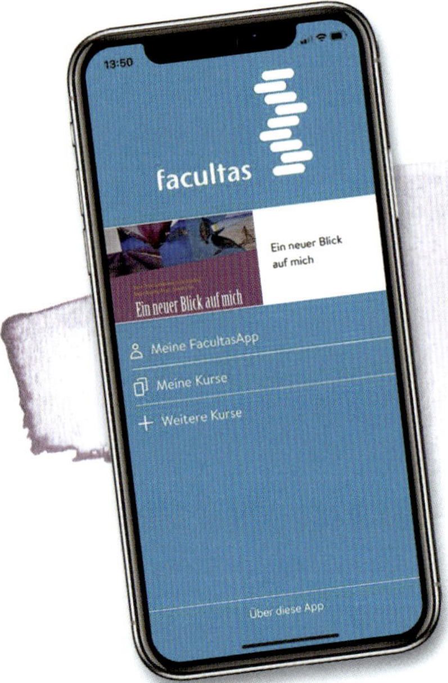

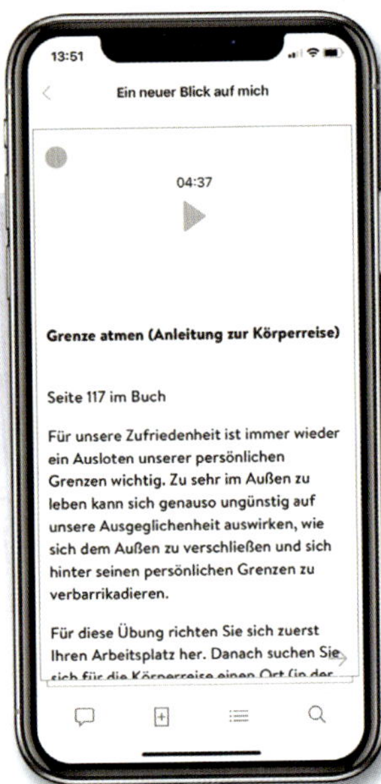

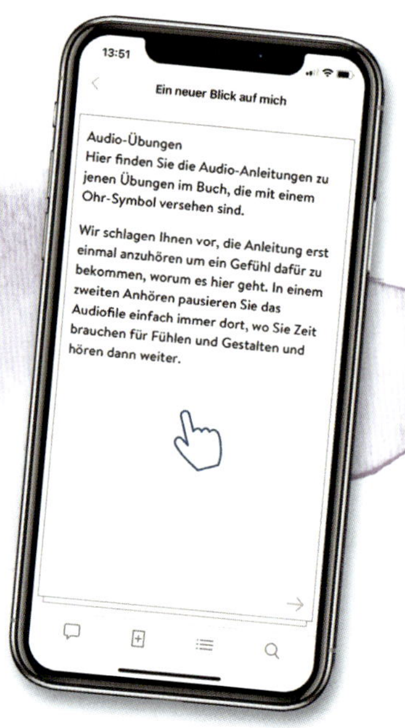

Download unter:

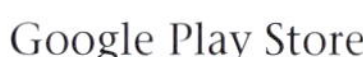

Google Play Store

Apple Appstore

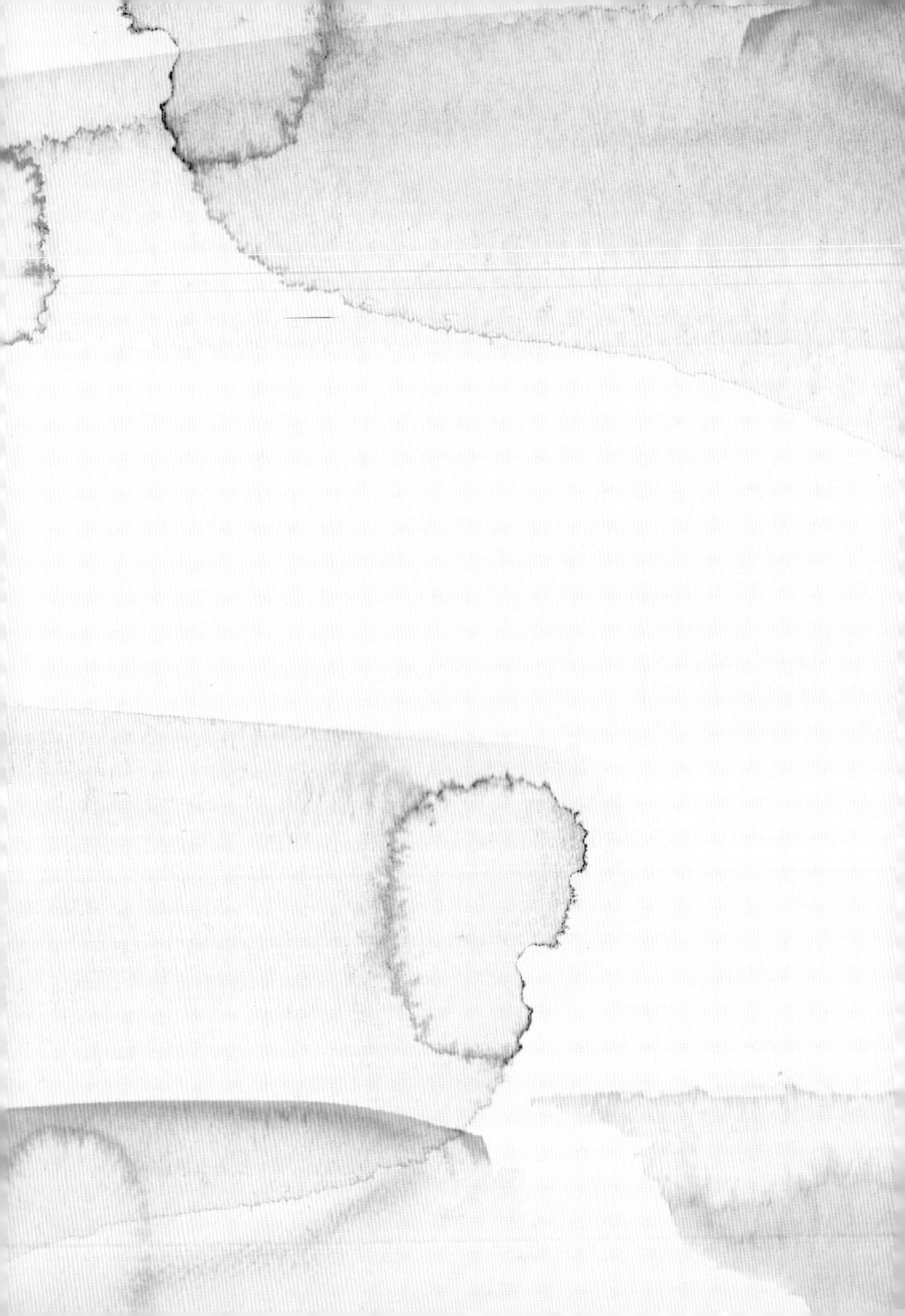